西藏与新疆地区慢性心肺疾病现状调查项目数据册

王增武　主编

中国协和医科大学出版社

图书在版编目（CIP）数据

西藏与新疆地区慢性心肺疾病现状调查项目数据册／王增武主编 . —北京：中国协和医科大学出版社，2018.10

ISBN 978 - 7 - 5679 - 1123 - 9

Ⅰ.①西…　Ⅱ.①王…　Ⅲ.①心脏血管疾病 - 慢性病 - 调查研究 - 西藏 ②心脏血管疾病 - 慢性病 - 调查研究 - 新疆 ③肺疾病 - 慢性病 - 调查研究 - 西藏 ④肺疾病 - 慢性病 - 调查研究 - 新疆　Ⅳ.①R54 ②R563

中国版本图书馆 CIP 数据核字（2018）第 139348 号

西藏与新疆地区慢性心肺疾病现状调查项目数据册

主　　编：王增武
责任编辑：顾良军

出版发行　**中国协和医科大学出版社**
　　　　　（北京东单三条九号　邮编 100730　电话 65260431）
网　　址：www. pumcp. com
经　　销：新华书店总店北京发行所
印　　刷：北京玺诚印务有限公司

开　　本：787×1092　　　1/16 开
印　　张：7.75
字　　数：130 千字
版　　次：2018 年 10 月第 1 版
印　　次：2018 年 10 月第 1 次印刷
定　　价：56.00 元

ISBN 978 - 7 - 5679 - 1123 - 9

编委会成员名单

（以姓氏笔画排序）

名誉主编	王　辰	高润霖			
主　编	王增武				
副主编	李南方	吴　静	陈韵岱	郭岩斐	
编　委	马雅立	王玉霞	王佳丽	王　馨	石文惠	田　野
	仝亚琪	冯　斌	朱庆磊	朱曼璐	刘　杰	杨丽娜
	杨　瑛	张林峰	张德莲	陈　祚	邵　澜	范国辉
	周　玲	周珊珊	郑聪毅	赵天明	洪　静	聂静雨
	索菲亚	柴　迪	郭　敏	董　莹	翟　屹	
秘　书	王佳丽	邵　澜			

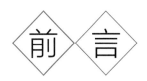

前　言

　　随着全球经济增长和人口老龄化，人类生活方式改变，慢性非传染性疾病的流行已经成为全球重要公共卫生问题。在我国，心脑血管疾病、肿瘤、呼吸系统疾病和糖尿病等慢性病是城乡居民死亡的主要原因。

　　西藏自治区（简称西藏）和新疆维吾尔自治区（简称新疆）分别地处我国西南和西北边陲，是我国面积最大的两个自治区。国家一直高度重视西藏和新疆的发展。但由于自然条件和历史原因等导致疆藏地区发展基础相对薄弱，虽然在国家大力扶持下已有了突破性进展，但与内地省份仍有差距。从医疗卫生事业来看，两个地区也取得了长足进展，居民总体健康状况指标也有了改善，然而与内地仍有差距。此外，由于西藏和新疆地区独特的自然环境和气候条件，特别是以牛羊肉为主、蔬菜水果摄入较少的高脂肪、高热量、高蛋白传统饮食及独特的少数民族生活方式使得这两地区的疾病谱特征与内地相比有一定特殊性。目前，对严重危害居民健康的重要心肺疾病在疆藏地区的流行状况尚无清晰认识且缺乏全面系统的资料，如高血压、冠心病、慢性阻塞性肺疾病（chronic obstructive pulmonary disease，COPD）、脑卒中、先天性心脏病等等。

　　在疆藏地区开展以人群为基础的慢性心肺疾病及其危险因素的调查，有利于了解主要慢性心肺疾病及其危险因素的流行现状，有利于为针对性地制定和实施慢性病防控策略和措施提供科学依据。

　　为全面和准确掌握疆藏两地居民慢性心肺疾病及其主要危险因素的流行现状，需要明确西藏和新疆地区新生儿先天性心脏病检出状况，并基于调查结果制定西藏和新疆心肺疾病中长期防治策略，对调查中检出的高血压、糖尿病、血脂异常等慢性病患者进行规范化管理。在国家卫计委、解放军总后勤部以及西藏、新疆维吾尔自治区卫计委的领导下，本项目由国家心血管病中心联合北京医院、中国疾病预防控制中心、中国人民解放军总医院、新疆维吾尔自治区人民医院等单位，带动基层、社区行政单位和医疗机构，协同合作共同完成。

　　西藏与新疆慢性心肺疾病现状调查研究在西藏6个区县和新疆7个区县开展，对两地15岁及以上居民13295人（新疆7397人，西藏5801人）进行了调查。调查内容包括健康状况调查和心血管事件等，健康状况调查包括吸烟、饮酒、高血压、糖尿病等心血管疾病病史，以及居住环境、职业接触情况、呼吸道症状、哮喘、慢性阻塞性肺疾病等的病史资料；也涉及身高、体重、体脂、腰围、血压、肺功能、血氧饱和度等的测量／测定以及心电图和胸部 X 线检查等；实验室检查包括空腹血糖、血脂三项、血肌酐、血钾等内容。

基于本次调查获得的大量数据和信息，本报告主要对西藏和新疆两地高血压、肥胖、糖尿病、血脂异常及冠心病、COPD、脑卒中、先天性心脏病等疾病的患病情况以及吸烟、饮酒等慢性病行为危险因素的流行现状进行了分析。其他内容将通过论文、会议摘要和专题报告等形式陆续出版和公布。

本次调查得到了国家卫计委、解放军总后勤部以及西藏、新疆维吾尔自治区卫计委、北京医院、中国疾病预防控制中心、中国人民解放军总医院、新疆维吾尔自治区人民医院及各调查区县的各级卫生行政部门和医疗机构的大力支持。西藏与新疆各调查点 200 余名工作人员参与了本次调查，在此对他们的辛勤工作表示衷心感谢！

由于编者水平有限，本报告如有不足之处，敬请各位读者批评指正。

编者

2018 年 1 月

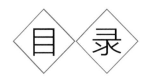

第一章 介绍

一、调查背景

西藏自治区（简称西藏）和新疆维吾尔自治区（简称新疆）分别地处我国西南和西北边陲，是我国面积最大的两个自治区，面积总和约占国土的 30%。国家一直高度重视西藏和新疆地区的经济和社会发展。但由于自然条件和历史原因及独特的少数民族传统文化习俗影响，虽然在国家大力扶持下两地区已有突破性的发展，但是与内地省份仍有差距。

从医疗卫生事业来看，两个地区取得了长足进展，基础设施更加健全，居民总体健康状况指标也有了改善。然而，两地居民的健康状况与内地仍有差距，以人均期望寿命为例，同时期相比与内地可相差 10 岁左右。此外，由于西藏和新疆地区独特的自然环境和气候条件，以牛羊肉为主、蔬菜水果摄入量较少的高脂肪、高热量、高蛋白传统饮食，以及独特的少数民族文化和生活方式使得这两个地区的疾病谱特征与内地相比有明显的特殊性。

虽然目前对严重危害居民健康的重要心肺疾病（如高血压、冠心病、慢性阻塞性肺疾病、脑卒中、先天性心脏病等）在其他省份的流行和分布有了越来越清晰的认识，但对疆藏地区的流行状况长期以来缺乏全面系统的资料。同时，对高海拔地区特有的疾病——高原性心脏病的流行现状，也缺乏最新的系统性调查资料。因此有针对性地制定和实施疾病防控策略和措施就受到限制。

为了制定科学、可行的疾病防治规划和策略，有效地预防和控制慢性心肺疾病，减少其对西藏和新疆居民健康的危害，有必要对一些重要的心肺疾病的流行状况进行一次全面的调查。为此，在中央和地方卫生行政主管部门的大力支持和与西藏和新疆自治区内的专业人员密切协作下，对包括高血压、慢性阻塞性肺疾病（COPD）、支气管哮喘、慢性肺源性心脏病、超重肥胖、糖尿病、血脂异常、心房颤动、慢性心力衰竭、瓣膜性心脏病、高原性心脏病、外周动脉疾病、先天性心脏病等在内的多种重要的心肺疾病在西藏和新疆的流行状况进行一次全面系统的调查。调查时间为 2014 年 12 月至 2017 年 4 月。

二、研究目的

（1）通过在西藏和新疆新生儿中开展先天性心脏病筛查，在 15 岁及以上人群中开展主要心肺血管疾病及其主要危险因素的调查，明确西藏和新疆地区新生儿先天性心脏病检出状况。

（2）明确 15 岁及以上人群主要心肺疾病及其主要危险因素的流行状况。

（3）基于调查结果制定西藏和新疆心肺疾病中长期防治策略；对调查中检出的高血压、

糖尿病、血脂异常等慢性病患者进行规范化管理。

三、组织机构

国家心血管病中心为本项目牵头单位，北京医院、中国人民解放军总医院、新疆维吾尔自治区人民医院、中国疾病预防控制中心为协作单位。

国家心血管病中心主要负责西藏和新疆地区慢性心血管病流行现况研究的总体方案设计、重要调查物资准备和资料的总结分析工作；北京医院负责西藏和新疆地区慢性肺病流行现况研究的总体方案设计、重要调查物资准备和资料的总结分析工作；中国人民解放军总医院负责西藏地区慢性心肺疾病现场调查的组织实施及部分物资准备；新疆维吾尔自治区人民医院负责新疆地区慢性心肺疾病现场调查的组织实施及部分物资准备。中国疾病预防控制中心在调查数据分析的基础上制定西藏和新疆地区慢性心肺疾病防治中长期规划。

为确保项目高质量地完成，成立了由卫计委相关领导、国内知名专家和协作单位负责人组成的项目指导专家组和执行组等。

第二章 调查方法

一、调查对象及抽样方法

1．调查对象

以西藏和新疆地区常住人口为调查对象，在 15 岁及以上常住人口中调查高血压、冠心病事件和脑卒中患病情况及相关危险因素，以及 COPD、支气管哮喘及慢性肺源性心脏病等肺部疾病的患病水平和人群的肺功能的流行病学分布特征；在 35 岁及以上常住人口中增加调查空腹血糖异常、血脂异常、心房颤动、瓣膜性心脏病、心肌病、外周动脉疾病和慢性肾脏病等疾病现患状况；在区/县级医院产科出生孕满 28 周的活产新生儿中调查先天性心脏病的检出率。

2．抽样方法

以西藏和新疆地区常住人口为调查对象，采用分层四阶段随机抽样方法抽取调查对象。

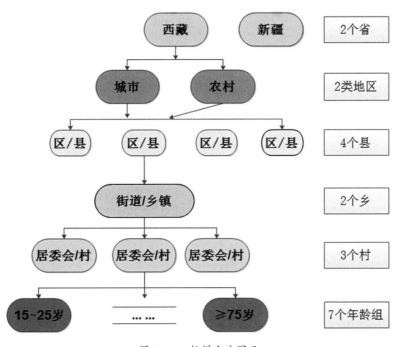

图 2-1-1 抽样方法图示

（1）高血压、慢性呼吸系统疾病、冠心病事件和脑卒中患病率调查部分

此次调查采用分层多阶段随机抽样。首先分别在西藏自治区和新疆维吾尔自治区内按城乡分为 2 层，在每层内采用与容量大小成比例的概率（probability proportional to size，

PPS）抽取所需数量的区 / 县。然后在每个被抽中的区 / 县中采用简单随机抽样（simple random sampling，SRS）方法抽取 2 个街道 / 乡镇。再在每个被抽中的街道 / 乡镇中采用 SRS 法抽取 3 个居 / 村委会。最后在被抽中的居 / 村委会中分性别、年龄采用 SRS 方法随机抽取调查个体（表 2-1-1）。

表 2-1-1　抽样调查设计

抽样阶段	抽取单位	分　层
第一阶段	区 / 县	西藏、新疆城乡
第二阶段	街道 / 乡镇	－
第三阶段	居委会 / 村委会	－
第四阶段	常住居民	分性别

第一阶段：根据行政区划资料，以区 / 县单位作为初级抽样单元（primary sampling units，PSUs）构成调查总体，按行政区划及城乡分层每层采取 PPS 法结合西藏、新疆地域的特殊性，在西藏抽取 6 个区县，在新疆抽取 7 个区县，每个区 / 县分配 1000 人（表 2-1-2）。

表 2-1-2　调查抽取的调查区 / 县名单

自治区	城　　市	乡　　村
西藏自治区	拉萨市城关区；日喀则地区日喀则市	拉萨市堆龙德庆县；日喀则地区谢通门县；林芝地区林芝县；那曲地区那曲县
新疆维吾尔自治区	昌吉回族自治州阜康市；伊犁哈萨克自治州伊宁市	喀什地区塔什库尔干县；塔城地区额敏县；塔城地区和布克赛尔蒙古自治县；阿勒泰地区福海县；克孜勒苏柯尔克孜自治州阿合奇县

第二阶段：在被抽中的区 / 县中采用 SRS 法分别抽取 2 个街道 / 乡镇。

第三阶段：在被抽中的街道 / 乡镇中采用 SRS 法分别抽取 3 个居民委员会 / 村民委员会。

第四阶段：在被抽中的居委会 / 村委会中按性别采取 SRS 法分别抽取相应数目的个体。

（2）空腹血糖异常、血脂异常、心房颤动、瓣膜性心脏病、心肌病、外周动脉疾病和慢性肾脏病患病率调查部分

在上述抽中的区县中对 35 岁及以上调查对象进行本部分的调查。

（3）先天性心脏病调查部分

在抽中的区县中选取 1~2 家有条件的医院，在产科开展新生儿先天性心脏病的调查工作。

二、调查内容

1. 高血压、超重肥胖、冠心病事件、脑卒中患病率，以及 COPD、支气管哮喘、慢性肺源性心脏病的患病水平调查

对抽中的 15 岁及以上调查对象，通过调查问卷、体格检查收集所需要的资料。

（1）问卷调查

个人情况问卷调查分为三部分。

第一部分是调查对象个人基本情况，包括年龄、性别、民族、职业、教育情况、婚姻状况等基本信息。

第二部分是调查对象个人健康状况调查，包括吸烟、饮酒、高血压、冠心病事件、脑卒中，以及居住环境、职业接触情况、呼吸道症状、哮喘、慢性阻塞性肺病等的病史资料。

第三部分的调查是对第二部分的调查中发现的冠心病事件、脑卒中事件等还需到相关的医疗机构收集相关资料进行进一步核实，并填写高原性心脏病事件表、心肌梗死事件资料收集表、经皮腔内冠状动脉成形术（PTCA）或支架置入资料收集表、冠脉旁路搭桥术资料收集表和脑卒中事件资料收集表。

（2）体格检查

体格检查包括身高、体重、体脂、腰围、血压、肺功能、血氧饱和度等的测量 / 测定以及心电图和胸部 X 线检查；对胸部 X 线片和（或）心电图提示有右心肥厚或扩大者（或者 35 岁及以上者），尚需进行超声检查。

2. 空腹血糖异常、血脂异常、心房颤动、慢性心力衰竭、瓣膜性心脏病、心肌病、腹主动脉瘤、外周动脉疾病、高原性心脏病患病率调查

对 35 岁及以上调查对象，通过调查问卷、体格检查、实验室检查收集所需要的资料。

（1）问卷调查

在"调查内容 1"的基础上，增加糖尿病、血脂异常、心房颤动、慢性心力衰竭、瓣膜性心脏病、心肌病、腹主动脉瘤、外周动脉疾病等主要慢性病的病史资料的询问调查。对于调查中发现的心房颤动、慢性心力衰竭事件等还需到相关的医疗机构收集相关资料进行进一步核实，并填写心房颤动资料收集表和慢性心力衰竭资料收集表。

（2）体格检查

在"调查内容1"的基础上增加四肢血压[用来计算踝臂指数（ABI）]的测量，同时所有调查对象进行超声检查（包括心脏和腹主动脉）。

（3）实验室检测

在医学体检的同时，采集调查对象的空腹血液样品，分别测定空腹血糖、血脂三项（甘油三酯、高密度脂蛋白胆固醇、总胆固醇）、血肌酐、血钾等。采集尿标本，测量尿肌酐、尿微量白蛋白。

3. 医院新生儿先天性心脏病的检出率

在抽到的区/县医院，对孕满28周的活产新生儿调查对象，通过调查问卷、体格检查、实验室检测等三个部分收集所需的资料，记录在新生儿先天性心脏病筛查表。对于因先天性心脏病引产的胎儿，填写胎儿先天性心脏病筛查表。同时登记同时期在本院出生和引产的新生儿数，填写新生（胎）儿先天性心脏病筛查月报表。

（1）问卷调查

在抽中的区/县选定的医院，对产科出生的孕满28周的活产新生儿，记录其性别、阿氏（Apgar）评分、产妇情况及孕期有关信息，以及新生儿的家族史。

（2）体格检查

在抽中的区/县选定的医院，对产科出生的孕满28周的活产新生儿进行体格检查，包括测量身长、体重。描述胎盘的形状、大小、重量等特征。

（3）实验室检测

在抽中的区/县选定的医院，对产科出生的孕满28周的活产新生儿进行在出生后28天内行彩色多普勒超声心动图检查，记录心脏各房室情况。

三、质量控制

1. 建立完善的质量控制工作体系，安排专门的质量控制人员，各司其职完成各项质量控制任务

由项目专家组、项目执行组、质量控制组和数据管理组一起，制订项目的质量控制方案，协调落实项目的各项质量控制工作。

以项目的质量控制组为基础，成立项目质量控制工作队，对西藏、新疆的质量控制工作组、调查工作队及调查工作骨干进行统一的培训和考核，并对现场调查进行技术指导及质量控制。

西藏、新疆成立本地区质量控制工作组，对抽样、问卷调查、体格检查、实验室检测、

数据管理等项目按照项目质量控制工作规范及方法，完成本地区调查全过程的质量控制。

区 / 县调查点设立专人负责对调查的各个环节进行质量控制工作。

2．统一调查的工作方案、测量用具及各个环节的质量控制方法

项目执行组和专家组对调查方案进行多次论证，制订统一的工作方案、调查表格及调查手册，对每种测量仪器的使用和测量方法做出详细的说明；使用统一的测量用具，如体重秤、血压计、心电图机等；统一的真空采血管及分血用品；血尿标本由中心实验室统一进行检测。在抽样、问卷调查、体格检查、心电图采集、实验室检测、数据管理等各环节、各阶段确定质量控制方法，保证项目各个环节按照统一的标准进行实施。

3．进行严格的培训和考核，确保各项质量控制措施的执行

制定统一的培训计划和培训方案，由项目质量控制工作组对自治区质量控制人员、调查骨干进行统一的培训和考核。所有的质控人员和调查员必须参加项目培训、并通过考核后才能参加现场调查。

4．引进外部力量，对项目进行外部监督及评价

项目邀请专家组成外部质量控制监督小组，对项目实施过程进行外部监督评价。

四、样本代表性评价

西藏调查样本人口年龄结构与 2010 年国家统计局发布的西藏自治区人口结构相比，15～24 岁年龄组人口偏少，但 45 岁及以上人口偏多（图 2-4-1、图 2-4-2）。新疆地区调查样本人口年龄结构与 2010 年国家统计局发布的新疆人口结构相比，15～34 岁年龄组人口偏少，但 45 岁及以上人口偏多（图 2-4-3、图 2-4-4）。因此，采用事后分层方法调整人口年龄结构。

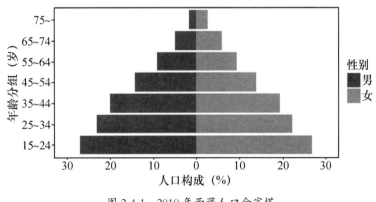

图 2-4-1　2010 年西藏人口金字塔

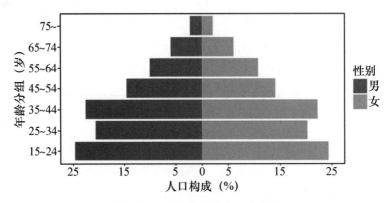

图 2-4-2　2010 年新疆人口金字塔

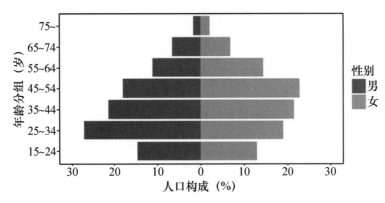

图 2-4-3　西藏调查人口金字塔

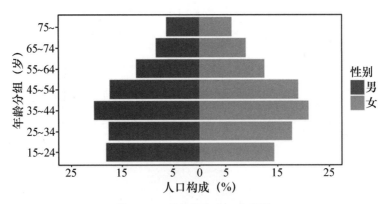

图 2-4-4　新疆调查人口金字塔

资料来源：新疆和西藏人口数据来自国家统计局 2010 年全国人口数据

第三章 调查实践

一、调查时间

2014 年 12 月至 2017 年 4 月，在各点对入选调查对象进行调查。

二、人员培训

参与调查的人员在分工落实后，在调查开始前的 1～2 周内还必须进行专门的培训。培训不仅是要学习、掌握各种专门的调查、测量和问询技术，重要的是通过学习和训练，做到调查方法标准化，保证调查工作的质量。

本次调查采用二级培训方法培训参加调查人员，由项目办公室负责对自治区项目负责人员、质控人员、现场调查点工作骨干进行培训和考核，再由上述人员对参与现场调查的其他人员进行培训和考核。

三、调查过程

现场工作具体实施时，遵循分工合作、井然有序、忙而不乱的原则，因地制宜安排工作流程。工作流程一般安排如下：

第一站：登记基本信息。

第二站：测量血压。

第三站：抽血，并询问空腹情况。

第四站、第五站、第六站、第七站等：问卷调查、踝臂指数、身高体重测量、肺功能测定、血氧饱和度测定、心电图、超声、X 线检查等。

四、事件资料收集

在现场调查工作结束后，根据现场调查工作中收集到的信息，对调查中发现的心房颤动事件、心力衰竭事件、冠心病事件、脑卒中事件等还需到相关的医疗机构收集相关资料进行核实。

五、数据收集和上报

各项目医院：

➤ 调查员将审核完成的调查问卷、超声诊断报告单和超声图像资料交至医院项目负责人。项目负责人核查后上传。

➤ 项目负责人每月按新生儿出生日期整理调查问卷，并按要求进行编码，于次月 5 日之前直接寄至项目办公室。

➤ 项目负责人每半年将超声图像资料刻录成光盘，并随同问卷寄至项目办公室。

项目办公室：

➤ 项目负责人进一步审核调查问卷，检查问卷填答是否准确，有无逻辑错误，并将核查报告发至医院项目负责人进行核实。

➤ 利用专门软件建立数据录入数据库。

➤ 利用 SAS 9.3 软件进行统计描述和统计分析。

第四章 调查结果

第一节　调查对象的基本情况

一、新疆、西藏地区 15 岁及以上人群的性别、年龄分布

本次调查新疆维吾尔自治区共 7394 人，其中男性 3622 人，占 48.98%，女性 3772 人，占 51.01%，女性比例高于男性。15 ~ 24 岁、25 ~ 34 岁、35 ~ 44 岁、45 ~ 54 岁、55 ~ 64 岁、64 ~ 75 岁、75 岁及以上人群分别占 16.2%、17.7%、20.7%、18.2%、12.3%、8.6% 和 6.2%。城市 2021 人，占 27.33%，农村 5373 人，71.70%，农村居民比例高于城市。见表 4-1-1。

本次调查西藏自治区共 5801 人，其中男性 2697 人，占 46.49%，女性 3104 人，占 53.50%，女性比例高于男性。15 ~ 24 岁、25 ~ 34 岁、35 ~ 44 岁、45 ~ 54 岁、55 ~ 64 岁、64 ~ 75 岁、75 岁及以上人群分别占 13.8%、22.8%、21.4%、20.6%、12.8%、6.7% 和 1.9%。城市 1999 人，占 34.46%，农村 3802 人，65.54%，农村居民比例高于城市。见表 4-1-2。

表 4-1-1　新疆研究人群性别年龄分布 *

性别	年龄组	合　计		城　市		农　村	
		人数（n）	比例（%）	人数（n）	比例（%）	人数（n）	比例（%）
	15 ~ 24 岁	1196	16.2	389	19.2	807	15.0
	25 ~ 34 岁	1312	17.7	367	18.2	945	17.6
	35 ~ 44 岁	1531	20.7	387	19.1	1144	21.3
	45 ~ 54 岁	1348	18.2	332	16.4	1016	18.9
	55 ~ 64 岁	908	12.3	216	10.7	692	12.9
	65 ~ 74 岁	637	8.6	164	8.1	473	8.8
	≥ 75 岁	462	6.2	166	8.2	296	5.5

续表

性别	年龄组	合计		城市		农村	
		人数（n）	比例（%）	人数（n）	比例（%）	人数（n）	比例（%）
	合计	7394	100.0	2021	100.0	5373	100.0
男	15～24 岁	654	18.1	202	20.0	452	17.3
	25～34 岁	638	17.6	189	18.7	449	17.2
	35～44 岁	739	20.4	188	18.6	551	21.1
	45～54 岁	626	17.3	155	15.3	471	18.0
	55～64 岁	437	12.1	110	10.9	327	12.5
	65～74 岁	300	8.3	83	8.2	217	8.3
	≥75 岁	228	6.3	85	8.4	143	5.5
	合计	3622	100.0	1012	100.0	2610	100.0
女	15～24 岁	542	14.4	187	18.5	355	12.8
	25～34 岁	674	17.9	178	17.6	496	18.0
	35～44 岁	792	21.0	199	19.7	593	21.5
	45～54 岁	722	19.1	177	17.5	545	19.7
	55～64 岁	471	12.5	106	10.5	365	13.2
	65～74 岁	337	8.9	81	8.0	256	9.3
	≥75 岁	234	6.2	81	8.0	153	5.5
	合计	3772	100.0	1009	100.0	2763	100.0

* 表 4-1-1 至表 4-2-47 中的"人数"指相应年龄段被调查人数。

表 4-1-2 西藏研究人群性别年龄分布

性别	年龄组	合计		城市		农村	
		人数（n）	比例（%）	人数（n）	比例（%）	人数（n）	比例（%）
合计	15～24 岁	798	13.8	305	15.3	493	13.0
	25～34 岁	1324	22.8	551	27.6	773	20.3

性别	年龄组	合 计		城 市		农 村	
		人数（n）	比例（%）	人数（n）	比例（%）	人数（n）	比例（%）
	35~44 岁	1243	21.4	400	20.0	843	22.2
	45~54 岁	1195	20.6	379	19.0	816	21.5
	55~64 岁	743	12.8	238	11.9	505	13.3
	65~74 岁	389	6.7	94	4.7	295	7.8
	≥75 岁	109	1.9	32	1.6	77	2.0
	合计	5801	100.0	1999	100.0	3802	100.0
男	15~24 岁	393	14.6	151	15.5	242	14.1
	25~34 岁	732	27.1	361	37.0	371	21.5
	35~44 岁	574	21.3	196	20.1	378	22.0
	45~54 岁	484	17.9	137	14.1	347	20.2
	55~64 岁	296	11.0	84	8.6	212	12.3
	65~74 岁	175	6.5	35	3.6	140	8.1
	≥75 岁	43	1.6	11	1.1	32	1.9
	合计	2697	100.0	975	100.0	1722	100.0
女	15~24 岁	405	13.0	154	15.0	251	12.1
	25~34 岁	592	19.1	190	18.6	402	19.3
	35~44 岁	669	21.6	204	19.9	465	22.4
	45~54 岁	711	22.9	242	23.6	469	22.5
	55~64 岁	447	14.4	154	15.0	293	14.1
	65~74 岁	214	6.9	59	5.8	155	7.5
	≥75 岁	66	2.1	21	2.1	45	2.2
	合计	3104	100.0	1024	100.0	2080	100.0

第二节　心血管疾病及其相关危险因素现患状况

一、高血压及其控制

1．样本情况

新疆地区 15 岁及以上人群高血压现患状况部分的有效样本为 7322 人，其中男性 3586 人，女性 3736 人；城市 2015 人，农村 5307 人。

西藏地区 15 岁及以上人群高血压现患状况部分的有效样本为 5716 人，其中男性 2652 人，女性 3064 人；城市 1946 人，农村 3770 人。

2．高血压患病率

新疆 15 岁及以上人群高血压患病率为 16.9%，其中男性、女性分别为 17.3%、16.5%；无论男性女性，高血压患病率均随着年龄的增加而升高。城乡高血压患病率分别为 18.6%（男性 19.5%，女性 17.6%）、15.8%（男性 15.9%，女性 15.8%）。见表 4-2-1。

西藏 15 岁及以上人群高血压患病率为 22.2%，其中男性、女性分别为 23.9%、20.5%；无论男性、女性，高血压患病率均随着年龄的增加而升高。城乡高血压患病率分别为 24.4%（男性 26.8%，女性 21.9%）、21.9%（男性 23.4%，女性 20.3%）。见表 4-2-2。

表 4-2-1　新疆 15 岁及以上人群分城乡、性别、年龄组的高血压患病率 *

性别年龄组	合　计		城　市		农　村	
	人数（n）	患病率（%）	人数（n）	患病率（%）	人数（n）	患病率（%）
合计	7322	16.9	2015	18.6	5307	15.8
15~24 岁	1157	0.9	386	1.4	771	0.6
25~34 岁	1300	4.0	366	4.6	934	3.8

性别 年龄组	合 计		城 市		农 村	
	人数（n）	患病率（%）	人数（n）	患病率（%）	人数（n）	患病率（%）
35～44 岁	1526	11.7	386	12.5	1140	11.1
45～54 岁	1345	28.5	332	25.6	1013	30.9
55～64 岁	906	43.6	216	40.8	690	45.7
65～74 岁	634	52.9	164	53.6	470	52.2
≥75 岁	454	59.8	165	55.6	289	63.2
男	3586	17.3	1008	19.5	2578	15.9
15～24 岁	630	1.4	199	2.4	431	1.0
25～34 岁	631	4.4	188	6.0	443	3.6
35～44 岁	736	14.5	188	18.6	548	11.5
45～54 岁	625	30.8	155	29.2	470	32.2
55～64 岁	436	42.2	110	37.6	326	45.7
65～74 岁	300	46.7	83	42.6	217	50.2
≥75 岁	228	51.8	85	43.9	143	58.4
女	3736	16.5	1007	17.6	2729	15.8
15～24 岁	527	0.3	187	0.3	340	0.3
25～34 岁	669	3.7	178	3.1	491	3.9
35～44 岁	790	8.8	198	6.2	592	10.8
45～54 岁	720	26.1	177	21.8	543	29.6
55～64 岁	470	44.9	106	43.8	364	45.7
65～74 岁	334	59.2	81	64.3	253	54.4
≥75 岁	226	68.6	80	68.7	146	68.6

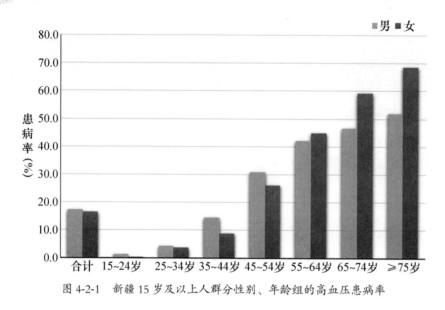

图 4-2-1　新疆 15 岁及以上人群分性别、年龄组的高血压患病率

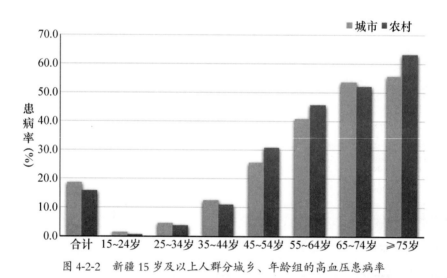

图 4-2-2　新疆 15 岁及以上人群分城乡、年龄组的高血压患病率

表 4-2-2　西藏 15 岁及以上人群分城乡、性别、年龄组的高血压患病率

性别年龄组	合 计		城 市		农 村	
	人数（n）	患病率（%）	人数（n）	患病率（%）	人数（n）	患病率（%）
合计	5716	22.2	1946	24.4	3770	21.9
15～24 岁	780	2.5	298	1.9	482	2.6
25～34 岁	1307	8.1	540	6.5	767	8.3

性别 年龄组	合　计		城　市		农　村	
	人数（*n*）	患病率（%）	人数（*n*）	患病率（%）	人数（*n*）	患病率（%）
35～44 岁	1223	20.7	386	16.5	837	21.3
45～54 岁	1183	39.0	371	40.3	812	38.8
55～64 岁	732	55.1	228	56.5	504	54.8
65～74 岁	386	62.4	93	70.7	293	61.3
≥75 岁	105	77.7	30	56.9	75	80.0
男	2652	23.9	948	26.8	1704	23.4
15～24 岁	382	4.1	148	3.8	234	4.1
25～34 岁	723	10.3	354	8.9	369	10.5
35～44 岁	565	24.7	191	22.1	374	25.1
45～54 岁	480	41.8	135	43.1	345	41.6
55～64 岁	288	55.4	76	57.0	212	54.9
65～74 岁	173	67.6	34	77.1	139	66.2
≥75 岁	41	70.1	10	41.1	31	73.8
女	3064	20.5	998	21.9	2066	20.3
15～24 岁	398	0.9	150	0	248	1.0
25～34 岁	584	5.8	186	3.7	398	6.0
35～44 岁	658	16.5	195	10.9	463	17.3
45～54 岁	703	36.1	236	37.3	467	35.9
55～64 岁	444	54.9	152	55.9	292	54.7
65～74 岁	213	58.1	59	64.4	154	57.3
≥75 岁	64	82.3	20	69.0	44	83.6

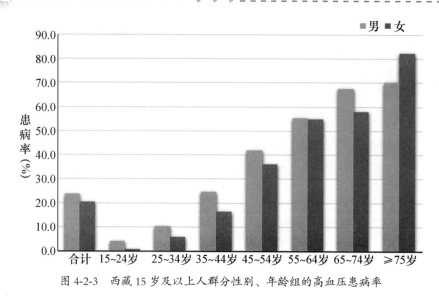

图 4-2-3　西藏 15 岁及以上人群分性别、年龄组的高血压患病率

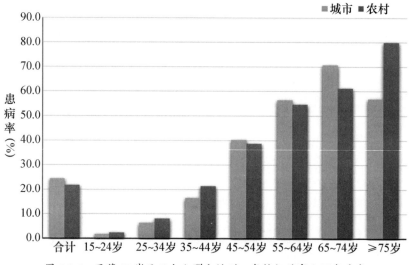

图 4-2-4　西藏 15 岁及以上人群分性别、年龄组的高血压患病率

3. 高血压知晓率、治疗率和控制率

新疆地区 15 岁及以上人群高血压知晓率为 46.9%，其中男性、女性分别为 43.6% 和 50.5%，城乡知晓率分别为 44.5% 和 48.7%；高血压治疗率为 42.7%，其中男性 40.1%，女性为 45.4%，城乡治疗率分别为 43.2% 和 42.3%；高血压控制率为 14.9%，其中男性 14.5%、女性为 15.3%，城乡控制率分别为 17.6% 和 12.9%。见表 4-2-3。

西藏地区 15 岁及以上人群高血压知晓率为 30.6%，其中男性、女性分别为 27.9% 和 33.8%，城乡知晓率分别为 49.8% 和 27.4%；高血压治疗率为 25.9%，其中男性 23.1%，女性为 29.3%，城乡治疗率分别为 39.7% 和 23.7%；高血压控制率为 7.4%，其中男性 6.0%、女性为 9.0%，城乡控制率分别为 6.5% 和 7.5%。见表 4-2-4。

表 4-2-3 新疆 15 岁及以上人群分城乡、性别、年龄组的高血压知晓、治疗和控制率（%）

性别 年龄组	合 计			城 市			农 村		
	知晓率	治疗率	控制率	知晓率	治疗率	控制率	知晓率	治疗率	控制率
合计	46.9	42.7	14.9	44.5	43.2	17.6	48.7	42.3	12.9
15～24 岁	11.6	11.6	11.6	0	0	0	23.3	23.3	23.3
25～34 岁	22.0	21.0	9.3	9.5	9.5	0	29.6	28.0	14.9
35～44 岁	35.2	31.2	12.5	25.4	25.4	11.9	43.4	35.9	13.1
45～54 岁	43.6	39.1	11.1	40.1	39.2	12.8	46.0	39.1	10.0
55～64 岁	54.6	49.3	16.0	57.0	55.8	20.0	52.9	44.8	13.3
65～74 岁	55.7	51.1	21.7	53.5	50.0	27.8	57.7	52.1	16.0
≥75 岁	54.4	52.4	14.9	60.8	60.1	20.3	49.8	46.8	11.0
男	43.6	40.1	14.5	39.4	38.9	17.3	46.9	41.1	12.3
15～24 岁	0	0	0	0	0	0	0	0	0
25～34 岁	23.4	21.5	7.5	14.4	14.4	0	30.7	27.4	13.7
35～44 岁	36.5	31.3	13.2	26.8	26.8	13.4	48.2	36.8	13.1
45～54 岁	38.9	36.8	10.8	34.2	34.2	14.6	42.3	38.8	8.0
55～64 岁	55.4	51.8	16.5	60.8	60.8	19.0	52.1	46.4	14.9
65～74 岁	50.0	44.8	23.5	44.9	41.8	31.9	53.7	47.1	17.4
≥75 岁	52.1	49.9	13.0	59.5	59.5	21.4	47.4	43.8	7.7
女	50.5	45.4	15.3	50.4	48.1	17.9	50.6	43.6	13.5
15～24 岁	68.7	68.7	68.7	0	0	0	100.0	100.0	100.0
25～34 岁	20.3	20.3	11.5	0	0	0	28.6	28.6	16.2
35～44 岁	33.0	30.9	11.3	21.1	21.1	7.3	38.0	35.0	13.0
45～54 岁	49.6	42.0	11.4	48.5	46.4	10.1	50.2	39.4	12.2
55～64 岁	53.8	46.9	15.7	54.0	51.8	20.7	53.6	43.3	11.9
65～74 岁	60.3	56.1	20.3	59.1	55.2	25.2	61.6	57.2	14.7
≥75 岁	56.4	54.6	16.6	61.8	60.6	19.6	52.0	49.6	14.1

表 4-2-4　西藏 15 岁及以上人群分城乡、性别、年龄组的高血压知晓、治疗和控制率（%）

性别年龄组	合 计			城 市			农 村		
	知晓率	治疗率	控制率	知晓率	治疗率	控制率	知晓率	治疗率	控制率
合计	30.6	25.9	7.4	49.8	39.7	6.5	27.4	23.7	7.5
15～24 岁	9.9	4.8	4.8	0	0	0	10.8	5.2	5.2
25～34 岁	13.5	8.3	7.0	48.9	14.0	0	9.9	7.7	7.7
35～44 岁	19.5	14.6	6.7	16.5	13.8	3.0	19.9	14.7	7.1
45～54 岁	29.3	24.5	6.5	54.5	45.5	11.7	24.2	20.3	5.4
55～64 岁	34.9	29.7	7.1	48.5	38.9	5.0	31.6	27.4	7.7
65～74 岁	48.6	45.3	10.1	77.6	64.9	6.4	44.0	42.2	10.6
≥75 岁	39.7	35.9	8.8	55.1	46.5	4.3	38.5	35.1	9.2
男	27.9	23.1	6.0	45.0	36.1	6.0	25.0	20.8	6.0
15～24 岁	6.2	0	0	0	0	0	6.9	0	0
25～34 岁	12.3	8.5	6.5	42.8	18.9	0	8.7	7.3	7.3
35～44 岁	20.3	15.3	6.3	14.9	14.2	0.8	20.9	15.5	7.0
45～54 岁	28.7	23.3	6.0	55.5	47.0	13.6	23.2	18.4	4.5
55～64 岁	29.1	24.0	5.4	38.7	27.9	4.9	26.6	23.0	5.5
65～74 岁	47.2	43.1	8.3	74.9	64.7	3.4	42.4	39.3	9.1
≥75 岁	49.7	47.0	5.5	80.0	80.0	0	47.6	44.7	5.9
女	33.8	29.3	9.0	56.2	44.4	7.3	30.3	27.0	9.3
15～24 岁	0	0	0	0	0	0	0	0	0
25～34 岁	15.8	8.0	8.0	66.2	0	0	12.0	8.6	8.6
35～44 岁	18.4	13.5	7.2	19.7	13.2	7.6	18.3	13.6	7.2
45～54 岁	30.1	26.0	7.1	53.2	43.5	9.3	25.5	22.5	6.6
55～64 岁	40.7	35.2	8.9	59.2	50.9	5.0	36.4	31.6	9.8
65～74 岁	49.8	47.4	11.8	80.7	65.2	10.0	45.5	45.0	12.0
≥75 岁	34.5	30.1	10.6	43.8	31.3	6.3	33.8	30.0	10.9

4. 收缩压和舒张压水平

新疆地区 15 岁及以上人群平均收缩压和舒张压分别为 121.5mmHg 和 73.0mmHg。见表 4-2-5。

西藏地区 15 岁及以上人群平均收缩压和舒张压分别为 123.8mmHg 和 76.1mmHg。见表 4-2-6。

表 4-2-5　新疆 15 岁及以上人群分城乡、性别、年龄组的收缩压和舒张压水平

性别年龄组	合　计			城　市			农　村		
	人数（n）	收缩压（mmHg）	舒张压（mmHg）	人数（n）	收缩压（mmHg）	舒张压（mmHg）	人数（n）	收缩压（mmHg）	舒张压（mmHg）
合计	7322	121.5	73.0	2015	121.2	73.1	5307	121.6	72.9
15～24 岁	1157	113.5	66.5	386	113.2	66.1	771	113.7	66.8
25～34 岁	1300	115.8	70.1	366	114.6	69.6	934	116.3	70.4
35～44 岁	1526	119.4	74.3	386	118.7	74.4	1140	119.9	74.3
45～54 岁	1345	127.6	79.2	332	125.3	78.6	1013	129.4	79.7
55～64 岁	906	132.9	79.0	216	130.8	78.2	690	134.6	79.5
65～74 岁	634	137.7	76.6	164	136.5	75.3	470	138.8	77.7
≥75 岁	454	141.3	74.3	165	137.7	71.8	289	144.3	76.4
男	3586	123.3	74.4	1008	124.0	75.5	2578	122.9	73.7
15～24 岁	630	117.0	66.8	199	118.2	67.4	431	116.5	66.5
25～34 岁	631	119.0	71.6	188	118.9	71.9	443	119.0	71.5
35～44 岁	736	122.1	76.8	188	123.4	78.0	548	121.1	75.9
45～54 岁	625	128.3	80.9	155	127.5	81.5	470	129.0	80.5
55～64 岁	436	132.4	80.9	110	130.3	80.0	326	134.0	81.5
65～74 岁	300	134.9	77.8	83	133.3	76.8	217	136.2	78.7
≥75 岁	228	139.1	74.8	85	133.9	72.3	143	143.4	76.9
女	3736	119.5	71.5	1007	118.4	70.7	2729	120.2	72.0
15～24 岁	527	109.9	66.3	187	107.9	64.6	340	110.8	67.1

续表

性别年龄组	合计			城市			农村		
	人数（n）	收缩压（mmHg）	舒张压（mmHg）	人数（n）	收缩压（mmHg）	舒张压（mmHg）	人数（n）	收缩压（mmHg）	舒张压（mmHg）
25～34岁	669	112.4	68.6	178	110.3	67.3	491	113.5	69.3
35～44岁	790	116.6	71.8	198	113.9	70.5	592	118.5	72.7
45～54岁	720	126.8	77.4	177	123.0	75.6	543	129.8	78.8
55～64岁	470	133.5	77.1	106	131.3	76.5	364	135.2	77.7
65～74岁	334	140.7	75.3	81	139.6	73.9	253	141.7	76.7
≥75岁	226	143.8	73.7	80	142.0	71.2	146	145.4	75.8

表 4-2-6 西藏 15 岁及以上人群分城乡、性别、年龄组的收缩压和舒张压水平

性别年龄组	合计			城市			农村		
	人数（n）	收缩压（mmHg）	舒张压（mmHg）	人数（n）	收缩压（mmHg）	舒张压（mmHg）	人数（n）	收缩压（mmHg）	舒张压（mmHg）
合计	5716	123.8	76.1	1946	125.6	77.4	3770	123.5	75.9
15～24岁	780	112.7	66.8	298	114.9	68.5	482	112.4	66.6
25～34岁	1307	117.3	73.1	540	117.5	73.6	767	117.2	73.0
35～44岁	1223	123.5	77.7	386	121.7	76.4	837	123.8	77.9
45～54岁	1183	132.2	83.3	371	131.6	83.3	812	132.3	83.3
55～64岁	732	140.6	86.7	228	141.6	86.7	504	140.3	86.7
65～74岁	386	145.1	87.1	93	148.2	88.3	293	144.7	86.9
≥75岁	105	152.8	85.7	30	145.0	82.5	75	153.7	86.1
男	2652	125.3	77.2	948	127.0	78.7	1704	125.0	77.0
15～24岁	382	115.9	67.9	148	117.5	69.1	234	115.7	67.8
25～34岁	723	119.6	74.7	354	119.8	75.6	369	119.5	74.6
35～44岁	565	125.2	79.2	191	124.0	78.7	374	125.4	79.3
45～54岁	480	132.2	84.4	135	131.2	84.3	345	132.4	84.4
55～64岁	288	140.9	87.8	76	141.5	87.0	212	140.8	88.0

性别 年龄组	合 计			城 市			农 村		
	人数 （n）	收缩压 （mmHg）	舒张压 （mmHg）	人数 （n）	收缩压 （mmHg）	舒张压 （mmHg）	人数 （n）	收缩压 （mmHg）	舒张压 （mmHg）
65～74 岁	173	146.7	88.3	34	153.1	92.0	139	145.7	87.8
≥75 岁	41	149.7	84.5	10	138.7	78.9	31	151.1	85.3
女	3064	122.3	74.9	998	124.1	76.1	2066	122.0	74.7
15～24 岁	398	109.4	65.7	150	112.1	67.9	248	109.1	65.4
25～34 岁	584	114.8	71.3	186	114.8	71.2	398	114.8	71.4
35～44 岁	658	121.7	76.2	195	119.5	74.1	463	122.1	76.5
45～54 岁	703	132.1	82.1	236	132.0	82.1	467	132.1	82.1
55～64 岁	444	140.3	85.6	152	141.8	86.3	292	139.9	85.4
65～74 岁	213	143.7	86.0	59	143.4	84.6	154	143.8	86.2
≥75 岁	64	154.7	86.4	20	149.7	85.3	44	155.2	86.5

二、超重肥胖现患状况

新疆地区 15 岁及以上人群身高和体重测量部分的有效样本为 7264 人，其中男性 3556 人，女性 3708 人；城市 2003 人，农村 5261 人。

新疆地区 15 岁及以上人群超重率为 30.5%，男性为 32.5%，女性为 28.5%；城市和农村超重率分别为 35.2%（男性为 38.0%，女性为 32.3%）和 27.5%（男性为 29.0%，女性为 26.0%）。肥胖率为 16.7%，男性为 17.7%，女性为 15.7%；城市和农村肥胖率分别为 18.0%（男性为 20.3%，女性为 15.6%）和 15.9%（男性为 16.1%，女性为 15.7%）。见表 4-2-7。

新疆地区 15 岁及以上人群中心性超重率为 26.3%，男性为 27.1%，女性为 25.4%；城市和农村中心性超重率分别为 33.1%（男性为 34.8%，女性为 31.3%）和 22.0%（男性为 22.3%，女性为 21.6%）。中心性肥胖率为 21.2%，男性为 21.5%，女性为 20.8%；城市和农村肥胖率分别为 25.8%（男性为 20.3%，女性为 21.6%）和 18.2%（男性为 17.2%，女性为 19.3%）。见表 4-2-8。

表 4-2-7 新疆 15 岁及以上人群分城乡、性别、年龄组的超重肥胖患病率

性别 年龄组	合　计			城　市			农　村		
	人数 （n）	超重率 （%）	肥胖率 （%）	人数 （n）	超重率 （%）	肥胖率 （%）	人数 （n）	超重率 （%）	肥胖率 （%）
合计	7264	30.5	16.7	2003	35.2	18.0	5261	27.5	15.9
15～24 岁	1151	14.4	5.1	384	16.5	8.6	767	13.4	3.4
25～34 岁	1295	25.4	13.1	365	29.4	18.1	930	23.4	10.6
35～44 岁	1518	39.0	19.8	382	42.8	19.0	1136	36.2	20.3
45～54 岁	1332	41.6	26.5	330	44.6	23.9	1002	39.2	28.6
55～64 岁	892	37.4	27.5	215	39.9	26.0	677	35.5	28.6
65～74 岁	629	39.7	19.5	164	45.4	13.0	465	34.5	25.4
≥75 岁	447	32.8	21.9	163	31.8	19.0	284	33.6	24.4
男	3556	32.5	17.7	1001	38.0	20.3	2555	29.0	16.1
15～24 岁	625	13.8	6.5	197	18.5	12.9	428	11.6	3.5
25～34 岁	628	28.4	13.9	187	33.8	19.2	441	25.8	11.4
35～44 岁	732	43.1	23.0	186	46.9	23.7	546	40.3	22.4
45～54 岁	619	45.5	27.0	154	47.5	27.8	465	43.8	26.5
55～64 岁	430	38.1	25.6	110	41.2	24.7	320	35.7	26.3
65～74 岁	297	39.1	17.5	83	44.3	9.2	214	34.5	24.9
≥75 岁	225	30.3	22.6	84	34.5	14.9	141	26.9	29.2
女	3708	28.5	15.7	1002	32.3	15.6	2706	26.0	15.7
15～24 岁	526	15.1	3.6	187	14.4	4.2	339	15.4	3.4
25～34 岁	667	22.2	12.2	178	25.0	17.0	489	20.8	9.7
35～44 岁	786	34.6	16.4	196	38.4	14.1	590	31.9	18.1
45～54 岁	713	37.4	25.9	176	41.3	19.7	537	34.3	30.8
55～64 岁	462	36.8	29.3	105	38.7	27.2	357	35.3	30.9
65～74 岁	332	40.4	21.4	81	46.4	16.8	251	34.5	25.9
≥75 岁	222	35.5	21.1	79	28.7	23.6	143	41.1	19.1

表 4-2-8　新疆 15 岁及以上人群分城乡、性别、年龄组的中心性超重、肥胖患病率

性别 年龄组	合　计			城　市			农　村		
	人数 (n)	中心性超重率（%）	中心性肥胖率（%）	人数 (n)	中心性超重率（%）	中心性肥胖率（%）	人数 (n)	中心性超重率（%）	中心性肥胖率（%）
合计	7264	26.3	21.2	2003	33.1	25.8	5261	22.0	18.2
15～24 岁	1151	11.1	3.5	384	14.9	6.7	767	9.3	2.0
25～34 岁	1295	23.4	14.8	365	27.2	21.7	930	21.5	11.4
35～44 岁	1518	35.7	23.8	382	43.8	25.8	1136	29.7	22.3
45～54 岁	1332	33.6	35.0	330	39.0	37.2	1002	29.3	33.3
55～64 岁	892	30.8	37.7	215	36.7	42.1	677	26.2	34.3
65～74 岁	629	32.6	34.5	164	39.8	31.2	465	26.0	37.4
≥75 岁	447	32.2	37.5	163	32.5	36.3	284	31.9	38.5
男	3556	27.1	21.5	1001	34.8	28.3	2555	22.3	17.2
15～24 岁	625	10.7	4.3	197	16.0	10.8	428	8.2	1.2
25～34 岁	628	23.6	16.5	187	29.3	25.5	441	20.8	12.1
35～44 岁	732	38.1	27.4	186	47.6	31.0	546	31.1	24.8
45～54 岁	619	34.3	35.9	154	40.0	42.3	465	29.7	30.8
55～64 岁	430	31.6	32.9	110	35.4	40.3	320	28.6	27.2
65～74 岁	297	35.4	26.3	83	42.6	21.1	214	29.2	30.8
≥75 岁	225	32.9	31.2	84	31.1	32.1	141	34.3	30.4
女	3708	25.4	20.8	1002	31.3	23.2	2706	21.6	19.3
15～24 岁	526	11.5	2.7	187	13.9	2.5	339	10.4	2.7
25～34 岁	667	23.2	13.1	178	25.1	17.8	489	22.2	10.6
35～44 岁	786	33.2	20.0	196	39.9	20.5	590	28.3	19.6
45～54 岁	713	32.9	34.0	176	38.0	31.6	537	28.9	35.9
55～64 岁	462	30.0	42.3	105	37.9	43.7	357	23.8	41.3
65～74 岁	332	29.8	42.9	81	37.1	41.1	251	22.6	44.5
≥75 岁	222	31.5	44.6	79	34.2	41.1	143	29.3	47.5

西藏地区 15 岁及以上人群身高和体重测量部分的有效样本为 5606 人，其中男性 2608 人，女性 2998 人；城市 1905 人，农村 3701 人。

西藏地区 15 岁及以上人群超重率为 24.9%，男性为 26.6%，女性为 23.2%；城市和农村超重率分别为 29.2%（男性为 29.9%，女性为 28.4%）和 24.3%（男性为 26.2%，女性为 22.4%）。肥胖率为 12.6%，男性为 12.3%，女性为 12.9%；城市和农村肥胖率分别为 19.6%（男性为 17.5%，女性为 21.9%）和 11.6%（男性为 11.5%，女性为 11.6%）。见表 4-2-9。

西藏地区 15 岁及以上人群中心性超重率为 33.0%，男性为 31.5%，女性为 34.4%；城市和农村中心性超重率分别为 31.2%（男性为 32.4%，女性为 30.0%）和 33.2%（男性为 31.4%，女性为 35.1%）。中心性肥胖率为 24.3%，男性为 24.7%，女性为 23.9%；城市和农村肥胖率分别为 26.5%（男性为 23.0%，女性为 30.2%）和 24.0%（男性为 25.0%，女性为 22.9%）。见表 4-2-10。

表 4-2-9　西藏 15 岁及以上人群分城乡、性别、年龄组的超重肥胖患病率

性别 年龄组	合　计			城　市			农　村		
	人数 （n）	超重率 （%）	肥胖率 （%）	人数 （n）	超重率 （%）	肥胖率 （%）	人数 （n）	超重率 （%）	肥胖率 （%）
合计	5606	24.9	12.6	1905	29.2	19.6	3701	24.3	11.6
15~24 岁	772	10.0	2.8	296	12.0	3.4	476	9.8	2.7
25~34 岁	1290	26.3	11.0	533	28.3	15.8	757	26.1	10.4
35~44 岁	1194	31.5	19.1	377	36.6	21.3	817	30.8	18.8
45~54 岁	1160	35.9	19.7	359	39.7	34.8	801	35.1	16.8
55~64 岁	714	31.2	18.4	220	33.0	27.8	494	30.8	16.1
65~74 岁	375	28.8	15.2	91	32.5	25.0	284	28.3	13.9
≥ 75 岁	101	26.2	13.6	29	30.4	18.1	72	25.7	13.1
男	2608	26.6	12.3	930	29.9	17.5	1678	26.2	11.5
15~24 岁	375	10.1	4.2	147	12.1	2.3	228	9.9	4.4
25~34 岁	718	28.5	11.8	352	34.6	16.3	366	27.7	11.1
35~44 岁	555	31.3	20.6	188	30.1	21.6	367	31.5	20.5
45~54 岁	470	40.6	17.9	128	45.2	29.4	342	39.7	15.6

性别 年龄组	合 计			城 市			农 村		
	人数 (n)	超重率 (%)	肥胖率 (%)	人数 (n)	超重率 (%)	肥胖率 (%)	人数 (n)	超重率 (%)	肥胖率 (%)
55~64 岁	281	32.5	12.4	73	31.8	19.6	208	32.7	10.5
65~74 岁	170	33.5	11.6	33	28.2	25.0	137	34.3	9.7
≥75 岁	39	32.1	2.8	9	25.0	25.0	30	33.0	0
女	2998	23.2	12.9	975	28.4	21.9	2023	22.4	11.6
15~24 岁	397	9.9	1.4	149	11.8	4.5	248	9.7	1.0
25~34 岁	572	24.0	10.3	181	20.7	15.1	391	24.4	9.7
35~44 岁	639	31.7	17.4	189	43.2	21.1	450	30.0	16.9
45~54 岁	690	30.9	21.7	231	33.8	40.7	459	30.3	18.0
55~64 岁	433	30.0	24.3	147	34.3	36.7	286	29.0	21.5
65~74 岁	205	24.7	18.3	58	36.4	25.0	147	23.2	17.4
≥75 岁	62	22.6	20.3	20	34.5	12.9	42	21.3	21.1

表 4-2-10　西藏 15 岁及以上人群分城乡、性别、年龄组的中心性超重、肥胖患病率

性别 年龄组	合 计			城 市			农 村		
	人数 (n)	中心性超 重率（%）	中心性肥 胖率（%）	人数 (n)	中心性超 重率(%)	中心性肥 胖率(%)	人数 (n)	中心性超 重率(%)	中心性肥 胖率(%)
合计	5606	33.0	24.3	1905	31.2	26.5	3701	33.2	24.0
15~24 岁	772	20.2	4.2	296	13.7	2.6	476	21.0	4.3
25~34 岁	1290	36.1	20.0	533	32.6	26.8	757	36.6	19.1
35~44 岁	1194	38.7	32.0	377	41.7	31.7	817	38.3	32.0
45~54 岁	1160	37.9	40.2	359	37.5	40.8	801	38.0	40.1
55~64 岁	714	38.7	40.1	220	34.1	37.0	494	39.8	40.8
65~74 岁	375	40.3	37.8	91	35.0	30.3	284	41.0	38.8
≥75 岁	101	30.1	44.2	29	28.6	29.1	72	30.3	45.9
男	2608	31.5	24.7	930	32.4	23.0	1678	31.4	25.0

续表

性别 年龄组	合计			城市			农村		
	人数 （n）	中心性超 重率（%）	中心性肥 胖率（%）	人数 （n）	中心性超 重率(%)	中心性肥 胖率（%）	人数 （n）	中心性超 重率（%）	中心性肥 胖率(%)
15～24岁	375	16.9	5.0	147	8.7	3.1	228	17.9	5.3
25～34岁	718	35.2	20.2	352	35.8	30.8	366	35.2	18.8
35～44岁	555	37.1	35.2	188	45.4	26.9	367	36.0	36.4
45～54岁	470	36.5	42.1	128	42.8	33.2	342	35.3	43.9
55～64岁	281	39.5	37.1	73	39.0	22.4	208	39.7	40.8
65～74岁	170	37.2	32.2	33	25.4	25.0	137	38.9	33.2
≥75岁	39	40.1	34.2	9	8.3	33.3	30	44.1	34.3
女	2998	34.4	23.9	975	30.0	30.2	2023	35.1	22.9
15～24岁	397	23.4	3.3	149	19.0	2.2	248	23.9	3.4
25～34岁	572	37.1	19.8	181	28.7	21.9	391	38.1	19.5
35～44岁	639	40.4	28.5	189	37.8	36.6	450	40.8	27.3
45～54岁	690	39.4	38.2	231	31.8	49.0	459	40.9	36.1
55～64岁	433	37.9	43.0	147	28.9	52.7	286	39.9	40.8
65～74岁	205	42.9	42.6	58	43.9	35.2	147	42.8	43.6
≥75岁	62	24.0	50.4	20	43.9	25.9	42	21.9	53.0

三、吸烟、饮酒等心血管疾病危险因素的分布

新疆地区吸烟饮酒行为部分有效样本量为7264人，男性3561人，女性3703人；其中城市2009人，农村5255人。

新疆地区15岁及以上人群吸烟率为21.8%，男性41.4%，女性1.4%，男性明显高于女性；男性中，45～54岁组吸烟率最高，为50.4%，75岁及以上组最低，为22.6%。女性的吸烟率75岁及以上组最高，为4.2%。城乡居民吸烟率分别为25.1%（男性48.4%，女性1.1%）和19.7%（男性37.0%，女性1.5%）。新疆地区15岁及以上人群饮酒率为24.5%，男性39.9%，女性8.4%，男性明显高于女性；男性中，45～54岁组饮酒率最高，为54.9%，

14~24岁组最低，为19.7%。城乡居民饮酒率分别为38.3%（男性57.1%，女性18.9%）和15.7%（男性29.2%，女性1.7%）。城市明显高于农村。见表4-2-11。

西藏地区吸烟饮酒行为部分有效样本量为5544人，男性2590人，女性2954人；其中城市1868人，农村3676人。

西藏地区15岁及以上人群吸烟率为12.4%，男性23.2%，女性1.3%，男性明显高于女性；男性中，25~34岁组吸烟率最高，为30.6%，75岁及以上组最低，为5.9%。城乡居民吸烟率分别为19.8%（男性37.1%，女性1.1%）和11.3%（男性21.1%，女性1.3%）。西藏地区15岁及以上人群饮酒率为22.7%，男性30.2%，女性15.0%，男性明显高于女性；城乡居民饮酒率分别为42.9%（男性54.0%，女性30.8%）和19.9%（男性26.8%，女性12.8%）。城市明显高于农村。见表4-2-12。

表4-2-11 新疆15岁及以上人群分城乡、性别、年龄组的吸烟和饮酒率

性别 年龄组	合计			城市			农村		
	人数 （n）	吸烟率 （%）	饮酒率 （%）	人数 （n）	吸烟率 （%）	饮酒率 （%）	人数 （n）	吸烟率 （%）	饮酒率 （%）
合计	7264	21.8	24.5	2009	25.1	38.3	5255	19.7	15.7
15~24岁	1177	14.9	11.5	386	14.2	19.2	791	15.1	8.1
25~34岁	1294	24.4	23.2	365	31.8	38.6	929	20.7	15.5
35~44岁	1510	24.8	31.2	384	27.2	43.1	1126	23.0	22.3
45~54岁	1320	27.4	34.1	331	31.3	48.6	989	24.3	22.3
55~64岁	882	21.9	30.4	215	24.1	45.1	667	20.2	18.8
65~74岁	628	18.7	25.5	164	21.0	40.5	464	16.6	11.7
≥75岁	453	13.7	17.1	164	17.2	28.5	289	10.8	7.8
男	3561	41.4	39.9	1005	48.4	57.1	2556	37.0	29.2
15~24岁	640	29.2	19.7	199	27.9	28.8	441	29.8	15.6
25~34岁	630	46.7	39.6	188	61.3	62.1	442	39.6	28.6
35~44岁	731	47.8	49.5	186	53.4	61.6	545	43.7	40.6
45~54岁	613	50.4	54.9	155	59.6	72.6	458	42.9	40.3
55~64岁	426	41.1	49.9	110	46.5	67.6	316	37.0	36.2
65~74岁	297	33.6	39.6	83	38.6	59.6	214	29.2	22.0

续表

性别 年龄组	合 计			城 市			农 村		
	人数 （n）	吸烟率 （%）	饮酒率 （%）	人数 （n）	吸烟率 （%）	饮酒率 （%）	人数 （n）	吸烟率 （%）	饮酒率 （%）
≥75 岁	224	22.6	26.0	84	29.1	40.4	140	17.1	13.7
女	3703	1.4	8.4	1004	1.1	18.9	2699	1.5	1.7
15～24 岁	537	0	3.1	187	0	9.3	350	0	0.3
25～34 岁	664	1.1	6.0	177	1.7	14.5	487	0.8	1.7
35～44 岁	779	0.5	12.0	198	0	24.0	581	0.9	3.0
45～54 岁	707	2.7	11.8	176	0.5	22.5	531	4.5	3.1
55～64 岁	456	3.4	11.6	105	3.0	23.9	351	3.7	1.7
65～74 岁	331	3.5	11.0	81	3.8	21.8	250	3.2	0.6
≥75 岁	229	4.2	7.6	80	4.1	15.2	149	4.3	1.6

表 4-2-12　西藏 15 岁及以上人群分城乡、性别、年龄组的吸烟和饮酒率

性别 年龄组	合 计			城 市			农 村		
	人数 （n）	吸烟率 （%）	饮酒率 （%）	人数 （n）	吸烟率 （%）	饮酒率 （%）	人数 （n）	吸烟率 （%）	饮酒率 （%）
合计	5544	12.4	22.7	1868	19.8	42.9	3676	11.3	19.9
15～24 岁	778	8.4	14.9	298	12.9	24.9	480	7.9	13.8
25～34 岁	1266	16.8	27.6	520	28.1	55.1	746	15.4	24.2
35～44 岁	1184	14.8	26.6	373	18.6	48.5	811	14.3	23.6
45～54 岁	1134	13.9	28.6	346	19.7	49.5	788	12.8	24.6
55～64 岁	707	9.1	20.6	216	21.1	42.4	491	6.4	15.7
65～74 岁	375	9.3	22.2	89	25.9	40.7	286	7.1	19.8
≥75 岁	100	4.0	5.4	26	0	19.5	74	4.4	4.1
男	2590	23.2	30.2	922	37.1	54.0	1668	21.1	26.8
15～24 岁	383	16.4	20.0	149	24.8	33.0	234	15.4	18.4
25～34 岁	707	30.6	36.3	348	48.8	65.1	359	28.2	32.4
35～44 岁	547	27.2	35.2	185	34.8	57.6	362	26.2	32.3

性别年龄组	合 计			城 市			农 村		
	人数（n）	吸烟率（%）	饮酒率（%）	人数（n）	吸烟率（%）	饮酒率（%）	人数（n）	吸烟率（%）	饮酒率（%）
45～54 岁	464	24.9	35.8	126	37.1	60.9	338	22.5	31.0
55～64 岁	279	17.7	27.9	72	40.7	60.6	207	12.3	20.4
65～74 岁	171	19.4	32.3	34	50.2	53.1	137	15.0	29.4
≥75 岁	39	5.9	9.8	8	0	23.7	31	6.5	8.5
女	2954	1.3	15.0	946	1.1	30.8	2008	1.3	12.8
15～24 岁	395	0.2	9.8	149	0	16.1	246	0.3	9.1
25～34 岁	559	1.7	18.1	172	1.8	42.0	387	1.7	15.4
35～44 岁	637	1.8	17.4	188	2.1	39.4	449	1.7	14.5
45～54 岁	670	2.2	20.8	220	0.5	36.9	450	2.5	17.8
55～64 岁	428	0.8	13.4	144	1.2	24.0	284	0.5	11.1
65～74 岁	204	0.6	13.6	55	1.4	28.2	149	0.5	11.9
≥75 岁	61	2.9	2.7	18	0	16.6	43	3.1	1.5

四、冠心病和脑卒中现患状况

新疆地区 15 岁及以上人群冠心病患病率为 335/10 万，男性为 457/10 万，女性为 207/10 万，男性显著高于女性；城市和农村冠心病患病率分别为 359/10 万（男性为 622/10 万，女性为 88/10 万）和 320/10 万（男性为 356/10 万，女性为 281/10 万），女性冠心病患病率城市低于农村。

新疆地区 15 岁及以上人群脑卒中事件患病率为 737/10 万，男性为 837/10 万，女性为 633/10 万，男性高于女性；城市和农村脑卒中事件患病率分别为 1539/10 万（男性为 1766/10 万，女性为 1306/10 万）和 229/10 万（男性为 252/10 万，女性为 204/10 万）。无论男性和女性，城市居民脑卒中事件患病率均高于农村。见表 4-2-13。

西藏地区 15 岁及以上人群冠心病患病率为 71/10 万，男性为 33/10 万，女性为 109/10 万，女性显著高于男性；城市和农村冠心病患病率分别为 104/10 万（男性为 0/10 万，女性为 217/10 万）和 66/10 万（男性为 39/10 万，女性为 93/10 万），城市男性患病率最低，城市女性患病率最高。

表 4-2-13　新疆 15 岁及以上人群分城乡、性别、年龄组的冠心病和脑卒中事件患病率（/10 万）

性别年龄组	合　计		城　市		农　村	
	冠心病率	脑卒中率	冠心病率	脑卒中率	冠心病率	脑卒中率
合计	335	737	359	1539	320	229
15～24 岁	0	55	0	0	0	79
25～34 岁	95	0	0	0	142	0
35～44 岁	266	403	337	832	213	83
45～54 岁	545	968	537	1467	552	559
55～64 岁	702	2335	245	4451	1050	673
65～74 岁	1554	3335	1985	6237	1164	702
≥75 岁	566	2495	383	4353	714	971
男	457	837	622	1766	356	252
15～24 岁	0	107	0	0	0	156
25～34 岁	186	0	0	0	277	0
35～44 岁	406	785	659	1630	220	160
45～54 岁	696	706	1036	736	422	681
55～64 岁	1123	2081	509	4619	1579	148
65～74 岁	1679	4356	3106	8254	442	962
≥75 岁	760	2930	0	4895	1394	1264
女	207	633	88	1306	281	204
15～24 岁	0	0	0	0	0	0
25～34 岁	0	0	0	0	0	0
35～44 岁	118	0	0	0	206	0
45～54 岁	385	1247	0	2253	689	428
55～64 岁	300	2577	0	4295	534	1188
65～74 岁	1426	2286	894	4254	1929	425
≥75 岁	356	2031	808	3752	0	667

　　西藏地区 15 岁及以上人群脑卒中事件患病率为 113/10 万，男性为 66/10 万，女性为 161/10 万，女性高于男性；城市和农村脑卒中事件患病率分别为 518/10 万（男性为 251/10

万，女性为 808/10 万）和 56/10 万（男性为 39/10 万，女性为 74/10 万）。无论男性和女性，城市居民脑卒中事件患病率均高于农村。见表 4-2-14。

表 4-2-14　西藏 15 岁及以上人群分城乡、性别、年龄组的冠心病和脑卒中事件患病率（/10 万）

性别年龄组	合 计		城 市		农 村	
	冠心病率	脑卒中率	冠心病率	脑卒中率	冠心病率	脑卒中率
合计	71	113	104	518	66	56
15～24 岁	119	0	0	0	133	0
25～34 岁	0	0	0	0	0	0
35～44 岁	44	17	343	146	0	0
45～54 岁	94	231	182	1045	77	79
55～64 岁	0	619	0	1960	0	313
65～74 岁	315	381	111	670	342	345
≥75 岁	0	0	0	0	0	0
男	33	66	0	251	39	39
15～24 岁	0	0	0	0	0	0
25～34 岁	0	0	0	0	0	0
35～44 岁	0	20	0	177	0	0
45～54 岁	125	270	0	874	150	154
55～64 岁	0	87	0	456	0	0
65～74 岁	321	328	0	0	368	375
≥75 岁	0	0	0	0	0	0
女	109	161	217	808	93	74
15～24 岁	242	0	0	0	270	0
25～34 岁	0	0	0	0	0	0
35～44 岁	90	14	693	115	0	0
45～54 岁	61	190	374	1234	0	0
55～64 岁	0	1135	0	3517	0	613
65～74 岁	310	426	221	1347	321	321
≥75 岁	0	0	0	0	0	0

五、心肌梗死现患状况

新疆地区 15 岁及以上人群心肌梗死患病率为 186/10 万，男性为 289/10 万，女性为 80/10 万，男性显著高于女性；男性中 65~74 岁患病率为最高，为 1222/10 万，女性 75 岁及以上组患病率为最高，为 357/10 万。城市和农村心肌梗死患病率分别为 240/10 万（男性为 455/10 万，女性为 19/10 万）和 152/10 万（男性为 184/10 万，女性为 118/10 万），城市高于农村，但城市女性心肌梗死患病率低于农村。见表 4-2-15。

西藏地区 15 岁及以上人群心肌梗死患病率为 40/10 万，男性为 34/10 万，女性为 45/10 万；城市和农村心肌梗死患病率分别为 112/10 万（男性为 0/10 万，女性为 234/10 万）和 30/10 万（男性为 39/10 万，女性为 20/10 万）。见表 4-2-16。

表 4-2-15　新疆 15 岁及以上人群分城乡、性别、年龄组的心肌梗死率（/10 万）

性别年龄组	合计		城市		农村	
	人数（n）	心肌梗死率（/10 万）	人数（n）	心肌梗死率（/10 万）	人数（n）	心肌梗死率（/10 万）
合计	7305	186	2020	240	5285	152
15~24 岁	1181	0	389	0	792	0
25~34 岁	1297	55	366	0	931	82
35~44 岁	1514	202	387	337	1127	102
45~54 岁	1328	309	332	303	996	314
55~64 岁	893	363	216	0	677	649
65~74 岁	633	729	164	1294	469	214
≥75 岁	459	173	166	383	293	0
男	3581	289	1012	455	2569	184
15~24 岁	643	0	202	0	441	0
25~34 岁	632	108	189	0	443	161
35~44 岁	734	280	188	659	546	0
45~54 岁	616	389	155	586	461	227

续表

性别 年龄组	合 计		城 市		农 村	
	人数 （n）	心肌梗死率 （/10 万）	人数 （n）	心肌梗死率 （/10 万）	人数 （n）	心肌梗死率 （/10 万）
55～64 岁	431	743	110	0	321	1308
65～74 岁	299	1222	83	2625	216	0
≥75 岁	226	0	85	0	141	0
女	3724	80	1008	19	2716	118
15～24 岁	538	0	187	0	351	0
25～34 岁	665	0	177	0	488	0
35～44 岁	780	119	199	0	581	210
45～54 岁	712	225	177	0	535	408
55～64 岁	462	0	106	0	356	0
65～74 岁	334	227	81	0	253	443
≥75 岁	233	357	81	808	152	0

表 4-2-16　西藏 15 岁及以上人群分城乡、性别、年龄组的心肌梗死率（/10 万）

性别 年龄组	合 计		城 市		农 村	
	人数 （n）	心肌梗死率 （/10 万）	人数 （n）	心肌梗死率 （/10 万）	人数 （n）	心肌梗死率 （/10 万）
合计	5643	40	1909	112	3734	30
15～24 岁	788	0	300	0	488	0
25～34 岁	1279	0	526	0	753	0
35～44 岁	1209	45	382	382	827	0
45～54 岁	1157	97	359	195	798	79
55～64 岁	724	0	225	0	499	0
65～74 岁	382	319	90	119	292	345
≥75 岁	104	0	27	0	77	0

续表

性别 年龄组	合计		城市		农村	
	人数 (n)	心肌梗死率 （/10万）	人数 (n)	心肌梗死率 （/10万）	人数 (n)	心肌梗死率 （/10万）
男	2627	34	939	0	1688	39
15~24岁	390	0	150	0	240	0
25~34岁	711	0	349	0	362	0
35~44岁	556	0	188	0	368	0
45~54岁	473	129	133	0	340	154
55~64岁	285	0	76	0	209	0
65~74岁	171	328	34	0	137	375
≥75岁	41	0	9	0	32	0
女	3016	45	970	234	2046	20
15~24岁	398	0	150	0	248	0
25~34岁	568	0	177	0	391	0
35~44岁	653	92	194	765	459	0
45~54岁	684	63	226	411	458	0
55~64岁	439	0	149	0	290	0
65~74岁	211	312	56	239	155	321
≥75岁	63	0	18	0	45	0

六、高原性心脏病现患状况

新疆高海拔地区（阿合奇、塔什库尔干）15岁及以上人群高原性心脏病患病率为0.9%，男性0.5%，女性1.3%。见表4-2-17。

西藏地区15岁及以上人群高原性心脏病患病率为3.4%，男性为3.8%，女性为2.9%。男性患病率高于女性；城市心脏病患病率为1.0%（男性为1.1%，女性为0.9%），农村患病率为3.7%（男性为4.2%，女性为3.2%）。见表4-2-18。

表 4-2-17 新疆高海拔地区 15 岁及以上人群分性别、年龄组的高原心脏病患病率

性别年龄组	合 计		男		女	
	人数（n）	患病率（%）	人数（n）	患病率（%）	人数（n）	患病率（%）
合计	2064	0.9	992	0.5	1072	1.3
15~24 岁	322	0.7	145	0	177	1.2
25~34 岁	435	0	214	0	221	0
35~44 岁	453	0.6	227	0	226	1.2
45~54 岁	368	0.5	171	0.4	197	0.5
55~64 岁	231	2.8	116	3.0	115	2.5
65~74 岁	168	7.9	80	6.6	88	9.1
≥75 岁	87	7.1	39	0	48	13.4

表 4-2-18 西藏 15 岁及以上人群分城乡、性别、年龄组的高原心脏病患病率

性别年龄组	合 计		城 市		农 村	
	人数（n）	患病率（%）	人数（n）	患病率（%）	人数（n）	患病率（%）
合计	5693	3.4	1940	1.0	3753	3.7
15~24 岁	790	0.5	302	0	488	0.5
25~34 岁	1288	0.8	530	1.2	758	0.8
35~44 岁	1218	1.8	387	0.9	831	1.9
45~54 岁	1172	2.8	367	0.6	805	3.3
55~64 岁	731	7.0	231	0.9	500	8.5
65~74 岁	386	23.7	92	4.3	294	26.3
≥75 岁	108	15.4	31	6.1	77	16.3
男	2650	3.8	949	1.1	1701	4.2
15~24 岁	390	0.7	150	0	240	0.8
25~34 岁	716	0.9	350	1.5	366	0.8
35~44 岁	560	1.6	190	1.1	370	1.7

续表

性别 年龄组	合 计		城 市		农 村	
	人数（n）	患病率（%）	人数（n）	患病率（%）	人数（n）	患病率（%）
45～54 岁	479	3.2	134	0	345	3.8
55～64 岁	288	8.1	79	1.2	209	9.8
65～74 岁	174	30.3	35	5.2	139	34.0
≥75 岁	43	23.0	11	8.1	32	24.9
女	3043	2.9	991	0.9	2052	3.2
15～24 岁	400	0.2	152	0	248	0.3
25～34 岁	572	0.8	180	0.9	392	0.8
35～44 岁	658	2.0	197	0.7	461	2.2
45～54 岁	693	2.5	233	1.3	460	2.7
55～64 岁	443	6.0	152	0.6	291	7.2
65～74 岁	212	18.2	57	3.3	155	20.0
≥75 岁	65	10.7	20	4.5	45	11.3

七、空腹血糖水平和糖尿病现患状况

新疆地区 35 岁及以上人群糖尿病患病率为 6.3%，其中男性患病率为 6.7%，女性为 5.9%，男性高于女性。城市（8.1%）高于农村（4.7%）。男性糖尿病患病率在 55 岁以下各年龄组均高于女性，但在 55 岁及以上各年龄组中患病率低于女性。不论男性，糖尿病患病率均随着年龄增长而升高。见表 4-2-19。

新疆地区 35 岁及以上人群空腹血糖水平为 5.2mmol/L（男性 5.3mmol/L，女性 5.2mmol/L）。见表 4-2-20。

西藏地区 35 岁及以上人群糖尿病患病率为 3.8%，其中男性患病率为 5.4%，女性为 2.3%，男性高于女性。城市（4.3%）高于农村（3.6%）。男性糖尿病患病率在 65 岁以下各年龄组均高于女性，但在 65 岁及以上各年龄组中患病率低于女性。不论男性，糖尿病患病率均随着年龄增长而升高。见表 4-2-21。

西藏地区 35 岁及以上人群空腹血糖水平为 5.0mmol/L（男性 5.2mmol/L，女性 4.9mmol/L）。见表 4-2-22。

表 4-2-19 新疆 35 岁及以上人群分城乡、性别、年龄组的糖尿病患病率

性别 年龄组	合 计		城 市		农 村	
	人数（n）	患病率（%）	人数（n）	患病率（%）	人数（n）	患病率（%）
合计	4576	6.3	1235	8.1	3341	4.7
35～44 岁	1400	3.6	375	3.9	1025	3.3
45～54 岁	1261	6.2	326	9.5	935	3.3
55～64 岁	870	7.7	212	10.8	658	5.2
65～74 岁	610	9.8	163	10.9	447	8.8
≥75 岁	435	17.7	159	20.0	276	15.8
男	2159	6.7	606	8.6	1553	5.1
35～44 岁	663	4.8	181	5.2	482	4.5
45～54 岁	576	8.6	152	13.6	424	4.1
55～64 岁	416	6.2	108	9.5	308	3.6
65～74 岁	287	6.3	83	4.4	204	8.0
≥75 岁	217	15.5	82	14.9	135	16.1
女	2417	5.9	629	7.6	1788	4.4
35～44 岁	737	2.3	194	2.4	543	2.1
45～54 岁	685	3.6	174	4.9	511	2.4
55～64 岁	454	9.1	104	12.0	350	6.7
65～74 岁	323	13.4	80	17.3	243	9.5
≥75 岁	218	20.1	77	25.9	141	15.5

表 4-2-20 新疆 35 岁及以上人群分城乡、性别、年龄组的空腹血糖水平（mmol/L）

性别 年龄组	合 计		城 市		农 村	
	人数（n）	血糖值（mmol/L）	人数（n）	血糖值（mmol/L）	人数（n）	血糖值（mmol/L）
合计	4570	5.2	1232	5.5	3338	5.0
35～44 岁	1400	5.1	375	5.3	1025	4.9
45～54 岁	1260	5.3	325	5.6	935	4.9

续表

性别 年龄组	合计		城市		农村	
	人数 （n）	血糖值 （mmol/L）	人数 （n）	血糖值 （mmol/L）	人数 （n）	血糖值 （mmol/L）
55~64岁	868	5.3	211	5.7	657	5.0
65~74岁	608	5.5	163	5.7	445	5.3
≥75岁	434	5.6	158	5.8	276	5.5
男	2155	5.3	604	5.6	1551	5.1
35~44岁	663	5.2	181	5.4	482	5.0
45~54岁	575	5.4	151	5.9	424	5.0
55~64岁	414	5.3	107	5.7	307	5.0
65~74岁	286	5.4	83	5.4	203	5.4
≥75岁	217	5.5	82	5.7	135	5.4
女	2415	5.2	628	5.5	1787	4.9
35~44岁	737	5.0	194	5.3	543	4.8
45~54岁	685	5.1	174	5.3	511	4.8
55~64岁	454	5.4	104	5.7	350	5.1
65~74岁	322	5.6	80	6.0	242	5.2
≥75岁	217	5.7	76	5.9	141	5.6

表4-2-21　西藏35岁及以上人群分城乡、性别、年龄组的糖尿病患病率（mmol/L）

性别 年龄组	合计		城市		农村	
	人数（n）	患病率（%）	人数（n）	患病率（%）	人数（n）	患病率（%）
合计	2360	3.8	685	4.3	1675	3.6
35~44岁	758	2.3	151	2.5	607	2.3
45~54岁	802	5.0	249	7.1	553	4.4
55~64岁	485	4.2	184	4.3	301	4.2
65~74岁	241	3.9	76	2.0	165	4.4
≥75岁	74	8.0	25	0	49	9.3
男	936	5.4	220	6.7	716	5.0

续表

性别 年龄组	合 计		城 市		农 村	
	人数（n）	患病率（%）	人数（n）	患病率（%）	人数（n）	患病率（%）
35~44 岁	322	3.1	54	5.4	268	2.7
45~54 岁	295	9.2	73	11.7	222	8.4
55~64 岁	183	5.2	58	5.0	125	5.3
65~74 岁	107	3.3	27	0	80	4.2
≥75 岁	29	6.2	8	0	21	7.4
女	1424	2.3	465	2.1	959	2.4
35~44 岁	436	1.5	97	0	339	1.8
45~54 岁	507	1.0	176	2.5	331	0.6
55~64 岁	302	3.3	126	3.5	176	3.2
65~74 岁	134	4.4	49	4.1	85	4.5
≥75 岁	45	9.2	17	0	28	10.6

表 4-2-22 西藏 35 岁及以上人群分城乡、性别、年龄组的空腹血糖水平（mmol/L）

性别 年龄组	合 计		城 市		农 村	
	人数（n）	血糖值（mmol/L）	人数（n）	血糖值（mmol/L）	人数（n）	血糖值（mmol/L）
合计	2360	5.0	685	4.5	1675	5.2
35~44 岁	758	4.9	151	4.3	607	5.0
45~54 岁	802	5.0	249	4.6	553	5.2
55~64 岁	485	5.1	184	4.6	301	5.3
65~74 岁	241	5.2	76	4.5	165	5.4
≥75 岁	74	5.4	25	4.2	49	5.6
男	936	5.2	220	4.6	716	5.3
35~44 岁	322	5.1	54	4.5	268	5.2
45~54 岁	295	5.3	73	4.8	222	5.5
55~64 岁	183	5.2	58	4.6	125	5.5
65~74 岁	107	5.0	27	4.4	80	5.2

续表

性别 年龄组	合 计		城 市		农 村	
	人数 （ *n* ）	血糖值 （mmol/L）	人数 （ *n* ）	血糖值 （mmol/L）	人数 （ *n* ）	血糖值 （mmol/L）
≥ 75 岁	29	5.1	8	4.4	21	5.3
女	1424	4.9	465	4.4	959	5.0
35 ~ 44 岁	436	4.7	97	4.2	339	4.8
45 ~ 54 岁	507	4.8	176	4.4	331	4.9
55 ~ 64 岁	302	5.0	126	4.6	176	5.2
65 ~ 74 岁	134	5.4	49	4.6	85	5.6
≥ 75 岁	45	5.6	17	4.1	28	5.8

八、血脂异常患病情况

（1）新疆地区 35 岁及以上人群血脂异常患病率为 22.2%，其中男性 27.2%，女性 17.2%。男性 45 ~ 54 岁组患病率最高，为 32.8%，女性以 75 岁及以上组患病率最高，为 27.6%。城市血脂异常患病率为 23.9%，农村为 20.7%，城市高于农村。见表 4-2-23。

（2）高胆固醇（TC）血症患病率：新疆地区 35 岁及以上人群高 TC 血症患病率为 3.8%，其中男性 3.0%，女性 4.6%。其中男性以 75 岁及以上组患病率最高，为 5.5%，女性患病率随着年龄的增长而升高。高 TC 血症患病率城市为 3.2%，农村为 4.3%。见表 4-2-24。

（3）高甘油三酯（TG）血症患病率：新疆地区 35 岁及以上人群高 TG 血症患病率为 9.8%，其中男性 13.5%，女性 6.0%，男性高于女性。其中男性以 35 ~ 54 岁组患病率最高，为 16.4%；女性以 75 岁及以上组患病率最高，为 10.4%。高 TG 血症患病率城市为 12.6%，农村为 7.2%。见表 4-2-24。

（4）低高密度脂蛋白胆固醇（HDL-C）血症患病率：新疆地区 35 岁及以上人群低高密度脂蛋白胆固醇血症患病率为 11.8%，其中男性 16.1%，女性 7.5%。其中男性以 45 ~ 54 岁组患病率最高，为 19.5%，女性 35 ~ 44 岁组患病率最高，为 9.8%。低 HDL-C 患病率城市为 12.7%，农村为 11.1%。见表 4-2-24。

（5）高低密度脂蛋白胆固醇（LDL-C）血症患病率：新疆地区 35 岁及以上人群高 TC 血症患病率为 3.2%，其中男性 2.8%，女性 3.7%。其中男性以 75 岁及以上组患病率最高，为 4.7%，女性患病率随着年龄的增长而升高。高 LDL-C 血症患病率城市为 2.4%，农村为 3.9%。见表 4-2-24。

表 4-2-23　新疆 35 岁及以上人群分城乡、性别、年龄组血脂异常总患病率

性别年龄组	合计		城市		农村	
	人数（n）	患病率（%）	人数（n）	患病率（%）	人数（n）	患病率（%）
合计	4574	22.2	1232	23.9	3342	20.7
35~44 岁	1400	22.3	375	24.9	1025	20.2
45~54 岁	1262	24.5	325	28.4	937	21.1
55~64 岁	869	19.5	211	18.3	658	20.4
65~74 岁	609	20.5	163	19.7	446	21.2
≥75 岁	434	24.5	158	23.7	276	25.1
男	2155	27.2	604	30.5	1551	24.3
35~44 岁	663	30.0	181	35.5	482	25.4
45~54 岁	575	32.8	151	40.2	424	26.2
55~64 岁	414	20.4	107	18.1	307	22.2
65~74 岁	286	17.3	83	14.3	203	20.0
≥75 岁	217	21.7	82	19.3	135	23.8
女	2419	17.2	628	17.2	1791	17.2
35~44 岁	737	14.5	194	14.0	543	14.9
45~54 岁	687	15.8	174	15.7	513	15.9
55~64 岁	455	18.6	104	18.4	351	18.8
65~74 岁	323	23.7	80	25.0	243	22.5
≥75 岁	217	27.6	76	28.9	141	26.5

表 4-2-24　新疆 35 岁及以上人群分城乡、性别、年龄组各型血脂异常率（%）

性别年龄组	合计				城市				农村			
	HTG	LHD-LC	HLD-LC	HTC	HTG	LHD-LC	HLD-LC	HTC	HTG	LHD-LC	HLDL-C	HLD-LC
合计	3.8	9.8	11.8	3.2	3.2	12.6	12.7	2.4	4.3	7.2	11.1	3.9
35~44 岁	2.6	11.2	14.0	2.1	1.7	14.8	15.2	0.9	3.3	7.9	13.1	3.2
45~54 岁	4.0	11.6	13.0	3.1	3.3	16.6	15.7	2.3	4.6	6.8	10.6	3.8

续表

性别年龄组	合 计				城 市				农 村			
	HTG	LHD-LC	HLD-LC	HTC	HTG	LHD-LC	HLD-LC	HTC	HTG	LHD-LC	HLDL-C	HLD-LC
55～64岁	4.5	6.7	8.4	4.8	4.2	6.9	8.0	4.2	4.7	6.6	8.6	5.3
65～74岁	5.1	6.7	8.8	3.5	5.4	7.5	6.7	3.7	4.9	6.0	10.8	3.2
≥75岁	8.3	9.0	7.9	7.3	7.4	8.4	9.4	6.9	9.1	9.6	6.6	7.7
男	3.0	13.5	16.1	2.8	2.1	17.9	18.7	1.4	3.8	9.4	13.9	4.0
35～44岁	3.3	16.3	18.3	2.7	2.3	22.1	21.6	0.6	4.2	10.9	15.5	4.5
45～54岁	3.0	16.5	19.5	2.2	2.0	25.0	25.0	0.7	3.8	8.3	14.4	3.5
55～64岁	2.5	9.3	11.5	3.7	1.4	9.8	10.6	3.3	3.4	9.0	12.2	4.0
65～74岁	2.2	5.3	10.9	2.5	2.8	2.7	9.1	2.8	1.6	7.9	12.6	2.2
≥75岁	5.5	7.7	9.4	4.7	1.9	7.1	11.6	1.9	8.6	8.3	7.4	7.2
女	4.6	6.0	7.5	3.7	4.4	7.2	6.7	3.5	4.8	4.9	8.2	3.8
35～44岁	1.8	5.6	9.8	1.5	1.1	6.6	8.6	1.1	2.4	4.6	10.7	1.8
45～54岁	5.1	6.4	6.2	4.1	4.6	7.6	5.6	4.1	5.5	5.3	6.7	4.1
55～64岁	6.3	4.3	5.5	5.9	6.7	4.3	5.6	5.1	6.0	4.3	5.3	6.5
65～74岁	8.2	8.1	6.6	4.5	7.9	12.0	4.3	4.7	8.4	4.1	8.9	4.3
≥75岁	11.4	10.4	6.2	10.2	13.8	9.9	6.9	12.7	9.5	10.9	5.7	8.2

HTC：高总胆固醇血症；HTG：高甘油三酯血症；HLD-LC：高低密度脂蛋白胆固醇血症；LHD-LC：低高密度脂蛋白胆固醇血症

（6）西藏地区35岁及以上人群血脂异常患病率为21.6%，其中男性27.7%，女性15.6%。男性、女性均以65～74岁组患病率最高，分别为28.3%和27.4%。城市血脂异常患病率为28.1%，农村为20.4%，城市高于农村。见表4-2-25。

（7）高胆固醇（TC）血症患病率：西藏地区35岁及以上人群高TC血症患病率为5.8%，其中男性5.9%，女性5.6%。其中男性以45-64组患病率最高，为7.7%，65～74岁女性患病率最高，为13.2%。高TC血症患病率城市为8.8%，农村为5.2%。见表4-2-26。

（8）高甘油三酯（TG）血症患病率：西藏地区35岁及以上人群高TG血症患病率为4.1%，其中男性6.0%，女性2.2%，男性高于女性。其中男性以45～54岁组患病率最高，为 7.6%；女性以 65～74 岁组患病率最高，为 3.8%。高 TG 血症患病率城市为 6.9%，农村为 3.5%。见表 4-2-26。

（9）低高密度脂蛋白胆固醇（HDL-C）血症患病率：西藏地区 35 岁及以上人群低高密度脂蛋白胆固醇血症患病率为 11.1%，其中男性 15.8%，女性 6.6%。其中男性以 35～44 岁组患病率最高，为 19.4%，女性 65～74 岁组患病率最高，为 10.2%。低 HDL-C 患病率城市为 5.4%，农村为 12.2%。见表 4-2-26。

表 4-2-25　西藏 35 岁及以上人群分城乡、性别、年龄组血脂异常总患病率

性别年龄组	合计		城市		农村	
	人数（n）	患病率（%）	人数（n）	患病率（%）	人数（n）	患病率（%）
合计	3281	21.6	1055	28.1	2226	20.4
35～44 岁	1104	18.9	363	23.1	741	18.3
45～54 岁	1074	21.5	349	31.5	725	19.4
55～64 岁	682	24.7	227	28.8	455	23.6
65～74 岁	339	28.3	89	37.8	250	26.9
≥75 岁	82	15.1	27	8.6	55	16.0
男	1409	27.7	431	33.5	978	26.6
35～44 岁	518	28.1	182	30.2	336	27.8
45～54 岁	431	27.4	128	40.3	303	24.6
55～64 岁	270	28.3	78	31.0	192	27.6
65～74 岁	155	29.5	33	37.0	122	28.2
≥75 岁	35	14.7	10	0	25	16.7
女	1872	15.6	624	22.5	1248	14.3
35～44 岁	586	9.4	181	16.0	405	8.4
45～54 岁	643	15.4	221	22.1	422	14.1
55～64 岁	412	21.2	149	26.4	263	19.9
65～74 岁	184	27.4	56	38.5	128	25.8
≥75 岁	47	15.4	17	15.0	30	15.4

（10）高低密度脂蛋白胆固醇（LDL-C）血症患病率：西藏地区 35 岁及以上人群高 TC 血症患病率为 5.3%，其中男性 6.2%，女性 4.4%。其中男性以 55～64 岁组患病率最高，为 8.3%，女性以 65～74 岁患病率最高，为 10.9%。高 LDL-C 血症患病率城市为 6.4%，农村为 5.1%。见表 4-2-26。

表 4-2-26　西藏 35 岁及以上人群分城乡、性别、年龄组各型血脂异常率（%）

性别年龄组	合计				城市				农村			
	HTG	LHD-LC	HLD-LC	HTC	HTG	LHD-LC	HLD-LC	HTC	HTG	LHD-LC	HLD-LC	HTC-LC
合计	5.8	4.1	11.1	5.3	8.8	6.9	5.4	6.4	5.2	3.5	12.2	5.1
35～44 岁	2.6	4.4	12.5	2.4	3.9	10.3	9.0	2.1	2.4	3.5	13.0	2.4
45～54 岁	6.8	5.4	9.4	5.7	8.9	8.3	5.3	6.6	6.3	4.7	10.2	5.6
55～64 岁	8.1	2.9	10.8	8.0	11.6	4.0	2.8	8.4	7.2	2.6	12.9	7.9
65～74 岁	10.3	2.9	12.9	9.5	19.5	1.2	2.0	15.0	8.8	3.2	14.5	8.6
≥75 岁	6.4	0	7.0	7.9	2.9	0	0	5.7	6.9	0	7.9	8.2
男	5.9	6.0	15.8	6.2	8.8	9.5	8.3	7.3	5.4	5.2	17.2	6.0
35～44 岁	3.6	6.8	19.4	4.1	5.5	13.5	14.2	3.5	3.4	5.7	20.1	4.2
45～54 岁	7.7	7.6	12.4	7.5	9.9	11.9	7.9	8.1	7.2	6.5	13.4	7.3
55～64 岁	7.7	4.7	13.9	8.3	12.2	5.4	3.8	11.0	6.5	4.5	16.7	7.5
65～74 岁	6.8	1.8	16.1	7.8	8.3	1.0	4.0	8.3	6.5	1.9	18.1	7.7
≥75 岁	5.0	0	10.2	5.0	0	0	0	0	5.7	0	11.7	5.7
女	5.6	2.2	6.6	4.4	8.8	4.1	2.4	5.4	5.0	1.8	7.3	4.2
35～44 岁	1.5	1.7	5.3	0.6	2.3	6.6	3.7	0.8	1.4	1.0	5.5	0.5
45～54 岁	5.9	3.2	6.3	4.0	7.8	4.4	2.4	4.9	5.5	2.9	7.1	3.8
55～64 岁	8.5	1.2	7.6	7.7	10.9	2.5	1.7	5.7	8.0	0.9	9.1	8.2
65～74 岁	13.2	3.8	10.2	10.9	30.6	1.3	0	21.8	10.7	4.2	11.6	9.4
≥75 岁	7.5	0	4.8	10.0	5.0	0	0	10.0	7.8	0	5.4	10.0

HTC：高总胆固醇血症；HTG：高甘油三酯血症；HLD-LC：高低密度脂蛋白胆固醇血症；LHD-LC：低高密度脂蛋白胆固醇血症

九、心房颤动现患状况

本次调查用于新疆地区心房颤动分析的有效样本量为4812人，其中男性2299人，女性2513人；城市1261人，农村3551人。

新疆地区35岁及以上人群中心房颤动患病率为0.5%，男性0.6%，女性0.4%；城市为0.4%（男性0.5%，女性0.3%），农村为0.6%（男性为0.7%，女性为0.6%），无论男性、女性，农村均高于城市。见表4-2-27。

表 4-2-27　新疆 35 岁及以上人群分城乡、性别、年龄组的心房颤动患病率

性别 年龄组	合　计		城　市		农　村	
	人数（n）	患病率（%）	人数（n）	患病率（%）	人数（n）	患病率（%）
合计	4812	0.5	1261	0.4	3551	0.6
35～44岁	1499	0.1	383	0	1116	0.2
45～54岁	1328	0.7	332	0.5	996	0.9
55～64岁	893	0.2	216	0	677	0.4
65～74岁	633	1.6	164	1.6	469	1.6
≥75岁	459	1.9	166	2.0	293	1.8
男	2299	0.6	620	0.5	1679	0.7
35～44岁	727	0	187	0	540	0
45～54岁	616	0.9	155	1.0	461	0.7
55～64岁	431	0.3	110	0	321	0.5
65～74岁	299	1.8	83	0.8	216	2.6
≥75岁	226	3.2	85	3.8	141	2.7
女	2513	0.4	641	0.3	1872	0.6
35～44岁	772	0.2	196	0	576	0.4
45～54岁	712	0.6	177	0	535	1.0
55～64岁	462	0.1	106	0	356	0.3
65～74岁	334	1.4	81	2.2	253	0.6
≥75岁	233	0.4	81	0	152	0.8

本次调查用于西藏地区心房颤动分析的有效样本量为3556人，其中男性1519人，女性2037人；城市1080人，农村2476人。

西藏地区35岁及以上人群中心房颤动患病率为0.5%，男性0.5%，女性0.5%；城市为0.7%（男性0.6%，女性0.8%），农村为0.5%（男性为0.5%，女性为0.4%），无论男性、女性，农村均低于城市。见表4-2-28。

表4-2-28　西藏35岁及以上人群分城乡、性别、年龄组的心房颤动患病率

性别年龄组	合　计		城　市		农　村	
	人数（n）	患病率（%）	人数（n）	患病率（%）	人数（n）	患病率（%）
合计	3556	0.5	1080	0.7	2476	0.5
35～44岁	1192	0.2	378	0.1	814	0.2
45～54岁	1155	0.6	360	0.5	795	0.6
55～64岁	724	0.1	225	0	499	0.2
65～74岁	381	1.3	90	5.7	291	0.8
≥75岁	104	2.4	27	0	77	2.6
男	1519	0.5	437	0.6	1082	0.5
35～44岁	550	0.3	185	0.2	365	0.3
45～54岁	472	0.5	133	0.2	339	0.6
55～64岁	285	0	76	0	209	0
65～74岁	171	2.3	34	6.0	137	1.8
≥75岁	41	0	9	0	32	0
女	2037	0.5	643	0.8	1394	0.4
35～44岁	642	0	193	0	449	0
45～54岁	683	0.6	227	0.9	456	0.6
55～64岁	439	0.3	149	0	290	0.3
65～74岁	210	0.6	56	5.4	154	0
≥75岁	63	3.9	18	0	45	4.2

十、慢性心力衰竭现患状况

本次调查用于新疆地区慢性心力衰竭分析的有效样本量为4498人，其中男性2153人，女性2345人；城市1240人，农村3258人。

新疆地区35岁及以上人群中慢性心力衰竭患病率为0.4%，男性0.4%，女性0.3%；城市为0.2%（男性0.4%，女性为0），农村为0.5%（男性为0.5%，女性为0.6%）。见表4-2-29。

表4-2-29 新疆35岁及以上人群分城乡、性别、年龄组的慢性心力衰竭患病率

性别 年龄组	合　计		城　市		农　村	
	人数（n）	患病率（%）	人数（n）	患病率（%）	人数（n）	患病率（%）
合计	4498	0.4	1240	0.2	3258	0.5
35～44岁	1396	0	376	0	1020	0.1
35～44岁	1396	0.0	376	0	1020	0.1
45～54岁	1242	0.3	326	0	916	0.5
55～64岁	832	0.2	214	0	618	0.4
65～74岁	594	1.5	161	1.1	433	1.9
≥75岁	434	2.0	163	1.9	271	2.0
男	2153	0.4	608	0.4	1545	0.5
35～44岁	675	0	183	0	492	0
45～54岁	573	0.1	151	0	422	0.2
55～64岁	407	0.3	109	0	298	0.5
65～74岁	283	2.1	81	2.3	202	1.9
≥75岁	215	3.4	84	3.7	131	3.1
女	2345	0.3	632	0	1713	0.6
35～44岁	721	0.1	193	0	528	0.1
45～54岁	669	0.5	175	0	494	0.9
55～64岁	425	0.1	105	0	320	0.3
65～74岁	311	1.0	80	0	231	2.0
≥75岁	219	0.5	79	0	140	0.9

　　本次调查用于西藏地区慢性心力衰竭分析的有效样本量为 3263 人，其中男性 1401 人，女性 1862 人；城市 1008 人，农村 2255 人。

　　西藏地区 35 岁及以上人群中慢性心力衰竭患病率为 1.2%，男性 1.4%，女性 1.1%；城市为 1.0%（男性 1.0%，女性 1.1%），农村为 1.3%（男性为 1.4%，女性为 1.1%）。见表 4-2-30。

表 4-2-30　西藏 35 岁及以上人群分城乡、性别、年龄组的慢性心力衰竭患病率

性别 年龄组	合　计		城　市		农　村	
	人数（n）	患病率（%）	人数（n）	患病率（%）	人数（n）	患病率（%）
合计	3263	1.2	1008	1.0	2255	1.3
35～44 岁	1068	0.1	355	0.1	713	0.1
45～54 岁	1061	0.3	331	0.2	730	0.3
55～64 岁	679	1.5	211	0.9	468	1.6
65～74 岁	359	5.0	87	7.2	272	4.8
≥75 岁	96	5.2	24	3.4	72	5.4
男	1401	1.4	421	1.0	980	1.4
35～44 岁	495	0.2	179	0	316	0.2
45～54 岁	436	0.6	127	0	309	0.7
55～64 岁	269	1.6	73	0	196	2.0
65～74 岁	162	7.6	33	11.3	129	7.0
≥75 岁	39	0	9	0	30	0
女	1862	1.1	587	1.1	1275	1.1
35～44 岁	573	0	176	0.1	397	0
35～44 岁	573	0.0	176	0.1	397	0
45～54 岁	625	0.1	204	0.4	421	0
55～64 岁	410	1.4	138	1.9	272	1.3
65～74 岁	197	2.9	54	2.8	143	2.9
≥75 岁	57	8.5	15	6.2	42	8.6

十一、瓣膜性心脏病现患状况

本次调查用于新疆地区瓣膜性心脏病分析的有效样本量为 4273 人，其中男性 2039 人，女性 2234 人；城市 1265 人，农村 3008 人。

新疆地区 35 岁及以上人群中瓣膜性心脏病患病率为 1.8%，男性 1.8%，女性 1.9%；城市为 2.1%（男性 2.3%，女性 1.9%），农村为 1.6%（男性 1.3%，女性为 1.8%）。见表 4-2-31。

表 4-2-31　新疆 35 岁及以上人群分城乡、性别、年龄组的瓣膜性心脏病患病率

性别 年龄组	合计		城市		农村	
	人数（n）	患病率（%）	人数（n）	患病率（%）	人数（n）	患病率（%）
合计	4273	1.8	1265	2.1	3008	1.6
35~44 岁	1297	0.3	387	0	910	0.5
45~54 岁	1181	0.9	332	0.8	849	1.0
55~64 岁	795	2.4	216	3.4	579	1.3
65~74 岁	566	5.6	164	7.6	402	3.4
≥75 岁	434	9.5	166	8.6	268	10.2
男	2039	1.8	621	2.3	1418	1.3
35~44 岁	624	0.3	188	0	436	0.6
45~54 岁	549	0.6	155	1.2	394	0.1
55~64 岁	378	1.3	110	1.8	268	0.9
65~74 岁	272	7.0	83	11.3	189	2.5
≥75 岁	216	10.6	85	8.0	131	13.0
女	2234	1.9	644	1.9	1590	1.8
35~44 岁	673	0.2	199	0	474	0.5
45~54 岁	632	1.2	177	0.5	455	2.0
55~64 岁	417	3.3	106	5.0	311	1.7
65~74 岁	294	4.2	81	4.0	213	4.3
≥75 岁	218	8.3	81	9.4	137	7.3

本次调查用于西藏地区瓣膜性心脏病分析的有效样本量为 3679 人，其中男性 1572 人，女性 2107 人；城市 1143 人，农村 2536 人。

西藏地区 35 岁及以上人群中瓣膜性心脏病患病率为 0.8%，男性 0.5%，女性 1.1%；城市为 1.1%（男性 1.2%，女性为 0.9%），农村为 0.8%（男性为 0.4%，女性为 1.1%）。见表 4-2-32。

表 4-2-32　西藏 35 岁及以上人群分城乡、性别、年龄组的瓣膜性心脏病患病率

性别 年龄组	合　计		城　市		农　村	
	人数（n）	患病率（%）	人数（n）	患病率（%）	人数（n）	患病率（%）
合计	3679	0.8	1143	1.1	2536	0.8
35～44 岁	1243	0.3	400	0	843	0.3
45～54 岁	1195	0.2	379	0.3	816	0.1
55～64 岁	743	1.0	238	1.6	505	0.9
65～74 岁	389	2.5	94	4.1	295	2.3
≥75 岁	109	5.1	32	8.2	77	4.7
男	1572	0.5	463	1.2	1109	0.4
35～44 岁	574	0.1	196	0	378	0.2
45～54 岁	484	0	137	0.1	347	0
45～54 岁	484	0.0	137	0.1	347	0
55～64 岁	296	0.7	84	1.1	212	0.6
65～74 岁	175	2.7	35	8.3	140	1.9
≥75 岁	43	2.8	11	8.1	32	2.1
女	2107	1.1	680	0.9	1427	1.1
35～44 岁	669	0.4	204	0	465	0.5
45～54 岁	711	0.3	242	0.4	469	0.3
55～64 岁	447	1.3	154	2.2	293	1.1
65～74 岁	214	2.4	59	0	155	2.7
≥75 岁	66	6.5	21	8.3	45	6.3

十二、心肌病现患状况

本次调查用于新疆地区心肌病分析的有效样本量为4595人，其中男性2196人，女性2399人；城市1240人，农村3355人。

新疆地区35岁及以上人群中心肌病患病率为0.1%，男性0.2%，女性0.1%；城市为0.2%（男性0.3%，女性0），农村为0.1%（男性0.1%，女性为0.2%）。见表4-2-33。

表 4-2-33　新疆 35 岁及以上人群分地域、城乡、性别的心肌病患病率

性别 年龄组	合 计		城 市		农 村	
	人数（n）	患病率（%）	人数（n）	患病率（%）	人数（n）	患病率（%）
合计	4595	0.1	1240	0.2	3355	0.1
35~44岁	1433	0.2	376	0.3	1057	0
45~54岁	1273	0.2	326	0	947	0.4
55~64岁	859	0.1	214	0	645	0.1
65~74岁	600	0.2	162	0.2	438	0.1
≥75岁	430	0	162	0	268	0
男	2196	0.2	609	0.3	1587	0.1
35~44岁	687	0.3	183	0.7	504	0
45~54岁	593	0	151	0	442	0
55~64岁	413	0.1	109	0	304	0.3
65~74岁	286	0.4	82	0.5	204	0.3
≥75岁	217	0	84	0	133	0
女	2399	0.1	631	0	1768	0.2
35~44岁	746	0	193	0	553	0
45~54岁	680	0.4	175	0	505	0.7
55~64岁	446	0	105	0	341	0
65~74岁	314	0	80	0	234	0
≥75岁	213	0	78	0	135	0

本次调查用于西藏地区心肌病分析的有效样本量为 3381 人，其中男性 1451 人，女性 1930 人；城市 1057 人，农村 2324 人。

西藏地区 35 岁及以上人群中心肌病患病率为 0.3%，男性 0.2%，女性 0.5%；城市为 0.1%（男性 0，女性为 0.1%），农村为 0.4%（男性为 0.2%，女性为 0.5%）。见表 4-2-34。

表 4-2-34 西藏 35 岁及以上人群分城乡、性别、年龄组的心肌病患病率

性别 年龄组	合 计		城 市		农 村	
	人数（n）	患病率（%）	人数（n）	患病率（%）	人数（n）	患病率（%）
合计	3381	0.3	1057	0.1	2324	0.4
35～44 岁	1115	0.1	370	0	745	0.1
45～54 岁	1101	0.2	348	0	753	0.2
55～64 岁	693	0.6	220	0.3	473	0.6
65～74 岁	368	0	89	0.2	279	0
65～74 岁	368	0.0	89	0.2	279	0
≥75 岁	104	2.9	30	0	74	3.3
男	1451	0.2	437	0	1014	0.2
35～44 岁	519	0	187	0	332	0
45～54 岁	451	0.1	130	0	321	0.2
55～64 岁	273	0.8	76	0	197	1.0
65～74 岁	167	0.1	33	0.5	134	0
≥75 岁	41	0	11	0	30	0
女	1930	0.5	620	0.1	1310	0.5
35～44 岁	596	0.2	183	0	413	0.2
45～54 岁	650	0.3	218	0	432	0.3
55～64 岁	420	0.3	144	0.6	276	0.3
65～74 岁	201	0	56	0	145	0
≥75 岁	63	4.7	19	0	44	5.2

十三、外周动脉疾病现患状况

本次调查用于新疆地区外周动脉疾病分析的有效样本量为 4875 人，其中男性 2325 人，女性 2550 人；城市 1262 人，农村 3613 人。

新疆地区 35 岁及以上人群中外周动脉疾病患病率为 4.9%，男性 4.7%，女性 5.2%；城市为 6.8%（男性 7.4%，女性 6.2%），农村为 3.5%（男性 2.6%，女性 4.4%）。见表 4-2-35。

表 4-2-35 新疆 35 岁及以上人群分城乡、性别、年龄组的外周动脉疾病患病率

性别年龄组	合 计		城 市		农 村	
	人数（n）	患病率（%）	人数（n）	患病率（%）	人数（n）	患病率（%）
合计	4875	4.9	1262	6.8	3613	3.5
35~44 岁	1521	3.8	384	5.1	1137	2.9
45~54 岁	1347	4.6	332	6.0	1015	3.5
55~64 岁	908	5.5	216	6.8	692	4.5
65~74 岁	637	7.8	164	12.7	473	3.3
≥75 岁	462	8.1	166	11.8	296	5.2
男	2325	4.7	619	7.4	1706	2.6
35~44 岁	734	3.2	186	5.1	548	1.7
45~54 岁	626	4.5	155	6.8	471	2.7
55~64 岁	437	6.6	110	9.5	327	4.4
65~74 岁	300	7.0	83	12.2	217	2.6
≥75 岁	228	7.1	85	11.4	143	3.5
女	2550	5.2	643	6.2	1907	4.4
35~44 岁	787	4.6	198	5.0	589	4.2
45~54 岁	721	4.7	177	5.2	544	4.3
55~64 岁	471	4.4	106	4.2	365	4.5
65~74 岁	337	8.5	81	13.2	256	4.0
≥75 岁	234	9.2	81	12.2	153	6.9

本次调查用于西藏地区外周动脉疾病分析的有效样本量为 3654 人，其中男性 1561 人，女性 2093 人；城市 1125 人，农村 2529 人。

西藏地区 35 岁及以上人群中外周动脉疾病患病率为 1.5%，男性 0.7%，女性 2.3%；城市为 1.2%（男性 1.3%，女性为 1.2%），农村为 1.6%（男性为 0.6%，女性为 2.5%）。见表 4-2-36。

表 4-2-36　西藏 35 岁及以上人群分城乡、性别、年龄组的外周动脉疾病患病率

性别 年龄组	合　计		城　市		农　村	
	人数（n）	患病率（%）	人数（n）	患病率（%）	人数（n）	患病率（%）
合计	3654	1.5	1125	1.2	2529	1.6
35～44 岁	1225	1.9	389	2.8	836	1.7
45～54 岁	1192	1.7	376	0.1	816	2.0
55～64 岁	740	1.4	235	0.8	505	1.5
65～74 岁	389	0.7	94	0.9	295	0.7
≥75 岁	108	0	31	0	77	0
男	1561	0.7	455	1.3	1106	0.6
35～44 岁	566	0.5	191	2.8	375	0.2
45～54 岁	484	1.2	137	0.1	347	1.4
55～64 岁	293	0.7	81	1.2	212	0.6
65～74 岁	175	0.5	35	0.5	140	0.5
≥75 岁	43	0	11	0	32	0
女	2093	2.3	670	1.2	1423	2.5
35～44 岁	659	3.3	198	2.8	461	3.3
45～54 岁	708	2.2	239	0.1	469	2.6
55～64 岁	447	2.0	154	0.4	293	2.4
65～74 岁	214	0.9	59	1.2	155	0.9
≥75 岁	65	0	20	0	45	0

十四、高血压人群中尿白蛋白肌酐比值（urinary albumin creatinine ratio，UACR）水平、UACR 异常现患情况

本次调查用于新疆地区高血压人群 UACR 分析的有效样本量为 1480 人，其中男性 692

人，女性 788 人；城市 400 人，农村 1080 人。

新疆地区 35 岁及以上高血压人群平均 UACR 水平为 26.5mg/g，男性为 22.2 mg/g，女性为 31.0 mg/g。见表 4-2-37。

UACR 异常患病率为 21.4%，男性 16.4%，女性 26.7%，女性高于男性；城市为 20.6%（男性 18.1%，女性 23.42%），农村为 22.0%（男性 15.0%，女性为 29.1%）。见表 4-2-38。

表 4-2-37　新疆 35 岁及以上高血压人群分城乡、性别、年龄组的 UACR 水平（mg/g）

性别 年龄组	合　计		城　市		农　村	
	人数（n）	UACR	人数（n）	UACR	人数（n）	UACR
合计	1479	26.5	400	25.0	1079	27.6
35 ~ 44 岁	170	25.2	44	29.3	126	21.9
45 ~ 54 岁	347	28.5	79	22.3	268	33.0
55 ~ 64 岁	367	22.5	92	16.7	275	26.5
65 ~ 74 岁	331	28.0	89	29.6	242	26.6
≥ 75 岁	264	33.0	96	38.6	168	28.9
男	691	22.2	198	18.7	493	25.0
35 ~ 44 岁	89	15.9	33	17.4	56	14.1
45 ~ 54 岁	169	29.0	43	24.4	126	32.6
55 ~ 64 岁	179	18.4	47	11.8	132	22.7
65 ~ 74 岁	141	23.2	36	20.0	105	25.3
≥ 75 岁	113	26.1	39	21.2	74	29.4
女	788	31.0	202	32.0	586	30.3
35 ~ 44 岁	81	40.9	11	69.7	70	30.0
45 ~ 54 岁	178	27.9	36	19.1	142	33.5
55 ~ 64 岁	188	26.1	45	20.8	143	30.1
65 ~ 74 岁	190	31.9	53	35.5	137	27.9
≥ 75 岁	151	38.9	57	52.1	94	28.4

UACR：尿白蛋白肌酐比

表 4-2-38　新疆 35 岁及以上高血压人群分城乡、性别、年龄组的 UACR 异常率

性别 年龄组	合　计		城　市		农　村	
	人数（n）	异常率（%）	人数（n）	异常率（%）	人数（n）	异常率（%）
合计	1480	21.4	400	20.6	1080	22.0
35～44 岁	170	20.9	44	21.2	126	20.7
45～54 岁	348	18.5	79	14.8	269	21.1
55～64 岁	367	18.6	92	13.3	275	22.2
65～74 岁	331	25.8	89	30.5	242	21.5
≥75 岁	264	30.0	96	33.2	168	27.6
男	692	16.4	198	18.1	494	15.0
35～44 岁	89	16.3	33	22.9	56	8.1
45～54 岁	170	14.7	43	13.9	127	15.4
55～64 岁	179	14.4	47	12.7	132	15.5
65～74 岁	141	18.2	36	22.1	105	15.5
≥75 岁	113	25.9	39	25.6	74	26.1
女	788	26.7	202	23.4	586	29.1
35～44 岁	81	28.8	11	15.2	70	34.0
45～54 岁	178	23.3	36	16.1	142	27.8
55～64 岁	188	22.4	45	13.9	143	28.8
65～74 岁	190	31.7	53	35.7	137	27.3
≥75 岁	151	33.5	57	39.1	94	28.9

UACR：尿白蛋白肌酐比值；UACR 异常定义为 UACR>=30mg/g

本次调查用于西藏地区高血压人群 UACR 分析的有效样本量为 1096 人，其中男性 470 人，女性 626 人；城市 353 人，农村 743 人。

西藏地区 35 岁及以上高血压人群平均 UACR 水平为 70.9mg/g，男性为 77.1mg/g，女性为 64.7mg/g。见表 4-2-39。

UACR 异常患病率为 34.8%，男性 31.1%，女性 38.4%，女性高于男性；城市为

33.2%（男性 25.9%，女性 42.1%），农村为 35.1%（男性 32.5%，女性为 37.7%）。见表 4-2-40。

表 4-2-39　西藏 35 岁及以上高血压人群分城乡、性别、年龄组的 UACR 水平（mg/g）

性别 年龄组	合　计		城　市		农　村	
	人数（n）	UACR	人数（n）	UACR	人数（n）	UACR
合计	1079	70.9	352	46.5	727	76.7
35～44 岁	164	67.7	46	66.6	118	67.8
45～54 岁	348	62.8	115	27.7	233	72.1
55～64 岁	326	73.7	112	49.2	214	81.3
65～74 岁	183	100.1	63	58.5	120	110.7
≥75 岁	58	43.4	16	63.1	42	41.3
男	463	77.1	136	45.0	327	85.8
35～44 岁	89	42.4	28	76.6	61	36.6
45～54 岁	143	75.2	43	18.9	100	91.9
55～64 岁	130	94.7	35	42.4	95	111.8
65～74 岁	82	116.6	26	76.5	56	130.1
≥75 岁	19	36.6	4	28.0	15	37.6
女	616	64.7	216	48.3	400	68.0
35～44 岁	75	102.7	18	47.4	57	109.1
45～54 岁	205	49.5	72	39.3	133	51.8
55～64 岁	196	52.1	77	56.7	119	50.7
65～74 岁	101	86.7	37	35.7	64	96.7
≥75 岁	39	46.4	12	80.1	27	43.0

UACR：尿白蛋白肌酐比值

表 4-2-40　西藏 35 岁及以上高血压人群分城乡、性别、年龄组的 UACR 异常率

性别 年龄组	合　计		城　市		农　村	
	人数（n）	异常率（%）	人数（n）	异常率（%）	人数（n）	异常率（%）
合计	1096	34.8	353	33.2	743	35.1
35～44 岁	172	31.4	46	30.7	126	31.5
45～54 岁	353	31.2	116	28.9	237	31.9
55～64 岁	328	36.1	112	31.0	216	37.7
65～74 岁	184	43.3	63	46.3	121	42.6
≥ 75 岁	59	35.9	16	42.4	43	35.2
男	470	31.1	136	25.9	334	32.5
35～44 岁	91	29.8	28	26.9	63	30.3
45～54 岁	146	28.2	43	20.5	103	30.4
55～64 岁	131	33.1	35	20.5	96	37.2
65～74 岁	82	40.7	26	47.3	56	38.5
≥ 75 岁	20	19.3	4	20.0	16	19.2
女	626	38.4	217	42.1	409	37.7
35～44 岁	81	33.4	18	38.0	63	32.9
45～54 岁	207	34.6	73	39.7	134	33.4
55～64 岁	197	39.2	77	42.3	120	38.2
65～74 岁	102	45.5	37	45.0	65	45.5
≥ 75 岁	39	43.9	12	53.3	27	42.9

UACR：尿白蛋白肌酐比值；UACR 异常定义为 UACR>=30mg/g

十五、高血压人群肾小球滤过率（estimated glomerular filtration rate，eGFR）水平和 eGFR 异常患病情况

本次调查用于新疆地区高血压人群 eGFR 分析的有效样本量为 1482 人，其中男性 694 人，女性 788 人；城市 399 人，农村 1083 人。

新疆地区 35 岁及以上高血压人群中 eGFR 为 93.2ml/min/1.73m^2，男性为 94.9 ml/min/1.73m^2，女性为 91.4ml/min/1.73m^2。见表 4-2-41。

eGFR 异常率为 2.3%，男性 1.5%，女性 3.1%；城市为 2.5%（男性 2.1%，女性 3.0%），农村为 2.1%（男性 1.1%，女性为 3.1%），无论城乡，女性均高于男性。见表 4-2-42。

表 4-2-41　新疆 35 岁及以上高血压人群分城乡、性别、年龄组的 eGFR 水平 [ml/（min· 1.73m^2）]

性别 年龄组	合　计		城　市		农　村	
	人数（n）	eGFR	人数（n）	eGFR	人数（n）	eGFR
合计	1482	93.2	399	90.4	1083	95.4
35 ~ 44 岁	170	99.8	44	97.8	126	101.5
45 ~ 54 岁	348	96.8	79	93.8	269	98.9
55 ~ 64 岁	369	93.7	92	89.4	277	96.6
65 ~ 74 岁	331	86.8	89	85.7	242	87.9
≥ 75 岁	264	82.9	95	80.6	169	84.6
男	694	94.9	198	90.6	496	98.3
35 ~ 44 岁	89	99.4	33	95.5	56	104.3
45 ~ 54 岁	170	98.1	43	94.9	127	100.7
55 ~ 64 岁	180	95.2	47	88.9	133	99.1
65 ~ 74 岁	141	87.8	36	81.8	105	92.0
≥ 75 岁	114	86.1	39	81.3	75	89.4
女	788	91.4	201	90.2	587	92.3
35 ~ 44 岁	81	100.5	11	105.8	70	98.6
45 ~ 54 岁	178	95.1	36	92.1	142	96.9
55 ~ 64 岁	189	92.3	45	89.8	144	94.2
65 ~ 74 岁	190	86.1	53	88.1	137	83.7
≥ 75 岁	150	80.2	56	80.0	94	80.3

eGFR：估计肾小球滤过率

表 4-2-42　新疆 35 岁及以上高血压人群分城乡、性别、年龄组的 eGFR 异常率

性别 年龄组	合　计		城　市		农　村	
	人数（n）	异常率（%）	人数（n）	异常率（%）	人数（n）	异常率（%）
合计	1482	2.3	399	2.5	1083	2.1
35~44 岁	170	0	44	0	126	0
45~54 岁	348	0.5	79	1.0	269	0.2
55~64 岁	369	1.5	92	2.0	277	1.2
65~74 岁	331	4.6	89	3.8	242	5.3
≥75 岁	264	9.4	95	10.8	169	8.4
男	694	1.5	198	2.1	496	1.1
35~44 岁	89	0	33	0	56	0
45~54 岁	170	0.7	43	1.6	127	0
55~64 岁	180	1.2	47	2.2	133	0.6
65~74 岁	141	1.9	36	0	105	3.3
≥75 岁	114	9.4	39	17.4	75	4.1
女	788	3.1	201	3.0	587	3.1
35~44 岁	81	0	11	0	70	0
45~54 岁	178	0.2	36	0	142	0.3
55~64 岁	189	1.8	45	1.8	144	1.8
65~74 岁	190	6.7	53	6.2	137	7.2
≥75 岁	150	9.4	56	5.7	94	12.3

　　eGFR：估计肾小球滤过率；eGFR 异常：eGFR<60ml（min·1.73m^2）

　　本次调查用于西藏地区高血压人群 eGFR 分析的有效样本量为 1215 人，其中男性 543 人，女性 672 人；城市 355 人，农村 860 人。

　　西藏地区 35 岁及以上高血压人群中 eGFR 为 89.9ml/min/1.73m^2，男性为 91.2ml/min/1.73m^2，女性为 88.5ml/min/1.73m^2。见表 4-2-43。

eGFR 异常率为 5.2%，男性 4.5%，女性 6.0%，女性高于男性；城市为 1.7%（男性 1.2%，女性 2.3%），农村为 5.9%（男性 5.2%，女性为 6.7%），农村高于城市。见表 4-2-44。

表 4-2-43　西藏 35 岁及以上高血压人群分城乡、性别、年龄组的 eGFR 水平 [ml/（min·1.73m²）]

性别年龄组	合　计		城　市		农　村	
	人数（n）	eGFR	人数（n）	eGFR	人数（n）	eGFR
合计	1215	89.9	355	89.3	860	90.1
35～44 岁	185	93.9	48	93.4	137	93.9
45～54 岁	382	90.5	116	90.4	266	90.5
55～64 岁	371	91.4	112	87.6	259	92.3
65～74 岁	217	85.6	63	88.4	154	85.1
≥75 岁	60	81.1	16	84.5	44	80.8
男	543	91.2	136	90.7	407	91.3
35～44 岁	98	95.7	29	94.4	69	95.9
45～54 岁	165	89.9	42	89.5	123	90.0
55～64 岁	152	93.5	35	90.0	117	94.3
65～74 岁	105	87.6	26	92.6	79	86.5
≥75 岁	23	80.4	4	80.3	19	80.4
女	672	88.5	219	87.5	453	88.7
35～44 岁	87	91.4	19	91.6	68	91.4
45～54 岁	217	91.1	74	91.4	143	91.1
55～64 岁	219	89.2	77	85.1	142	90.2
65～74 岁	112	83.7	37	83.2	75	83.7
≥75 岁	37	81.6	12	86.5	25	81.0

eGFR：估计肾小球滤过率

表 4-2-44　西藏 35 岁及以上高血压人群分城乡、性别、年龄组的 eGFR 异常率

性别 年龄组	合　计		城　市		农　村	
	人数（n）	异常率（%）	人数（n）	异常率（%）	人数（n）	异常率（%）
合计	1215	5.2	355	1.7	860	5.9
35～44 岁	185	1.5	48	0	137	1.6
45～54 岁	382	4.5	116	0.5	266	5.3
55～64 岁	371	6.0	112	3.6	259	6.6
65～74 岁	217	6.7	63	0.2	154	7.9
≥75 岁	60	12.5	16	6.5	44	13.1
男	543	4.5	136	1.2	407	5.2
35～44 岁	98	0	29	0	69	0
45～54 岁	165	4.7	42	0	123	5.7
55～64 岁	152	5.1	35	2.2	117	5.8
65～74 岁	105	8.0	26	0	79	9.7
≥75 岁	23	8.4	4	20.0	19	7.4
女	672	6.0	219	2.3	453	6.7
35～44 岁	87	3.4	19	0	68	3.7
45～54 岁	217	4.2	74	1.0	143	4.9
55～64 岁	219	6.9	77	5.2	142	7.4
65～74 岁	112	5.3	37	0.4	75	6.1
≥75 岁	37	15.1	12	0	25	16.9

eGFR：估计肾小球滤过率；eGFR 异常：eGFR<60 ml（min· 1.73m^2）

十六、高血压人群慢性肾脏疾病（chronic kidney disease，CKD）患病情况

本次调查用于新疆地区高血压人群 CKD 患病率分析的有效样本量为 1484 人，其中男性 694 人，女性 790 人；城市 400 人，农村 1084 人。

新疆地区 35 岁及以上高血压人群中 CKD 患病率为 23.0%，男性 17.7%，女性 28.8%，

女性高于男性；城市为 22.6%（男性 19.9%，女性 25.6%），农村为 23.4%（男性 15.9%，女性为 31.1%）。见表 4-2-45。

表 4-2-45　新疆 35 岁及以上高血压人群分城乡、性别、年龄组的 CKD 患病率

性别 年龄组	合　计		城　市		农　村	
	人数（n）	患病率（%）	人数（n）	患病率（%）	人数（n）	患病率（%）
合计	1484	23.0	400	22.6	1084	23.4
35 ~ 44 岁	170	20.9	44	21.2	126	20.7
45 ~ 54 岁	349	18.9	79	15.7	270	21.1
55 ~ 64 岁	369	20.0	92	15.3	277	23.3
65 ~ 74 岁	331	29.3	89	33.4	242	25.5
≥ 75 岁	265	35.3	96	40.3	169	31.6
男	694	17.7	198	19.9	496	15.9
35 ~ 44 岁	89	16.3	33	22.9	56	8.1
45 ~ 54 岁	170	15.4	43	15.5	127	15.4
55 ~ 64 岁	180	15.6	47	14.9	133	16.0
65 ~ 74 岁	141	19.8	36	22.1	105	18.3
≥ 75 岁	114	32.4	39	38.0	75	28.5
女	790	28.8	202	25.6	588	31.1
35 ~ 44 岁	81	28.8	11	15.2	70	34.0
45 ~ 54 岁	179	23.2	36	16.1	143	27.7
55 ~ 64 岁	189	24.1	45	15.7	144	30.3
65 ~ 74 岁	190	36.7	53	40.3	137	32.7
≥ 75 岁	151	37.8	57	42.1	94	34.4

CKD：慢性肾脏疾病

本次调查用于西藏地区高血压人群 CKD 患病率分析的有效样本量为 1250 人，其中男性 555 人，女性 695 人；城市 358 人，农村 892 人。

西藏地区 35 岁及以上高血压人群中 CKD 患病率为 33.1%，男性 28.8%，女性 37.8%，女性高于男性；城市为 33.9%（男性 26.8%，女性 42.4%），农村为 33.0%（男性 29.2%，女

性为 37.0%）。见表 4-2-46。

表 4-2-46 西藏 35 岁及以上高血压人群分城乡、性别、年龄组的 CKD 患病率

性别 年龄组	合 计		城 市		农 村	
	人数（n）	患病率（%）	人数（n）	患病率（%）	人数（n）	患病率（%）
合计	1250	33.1	358	33.9	892	33.0
35~44 岁	187	29.4	48	29.6	139	29.4
45~54 岁	390	30.8	117	28.7	273	31.2
55~64 岁	382	34.2	114	32.7	268	34.6
65~74 岁	224	37.0	63	46.4	161	35.3
≥75 岁	67	38.6	16	49.0	51	37.7
男	555	28.8	138	26.8	417	29.2
35~44 岁	100	25.7	29	25.6	71	25.8
45~54 岁	169	27.3	43	20.5	126	28.7
55~64 岁	155	30.9	36	22.7	119	33.0
65~74 岁	106	34.6	26	47.3	80	32.0
≥75 岁	25	22.2	4	40.0	21	20.8
女	695	37.8	220	42.4	475	37.0
35~44 岁	87	34.4	19	37.6	68	34.1
45~54 岁	221	35.1	74	39.3	147	34.2
55~64 岁	227	37.6	78	43.4	149	36.2
65~74 岁	118	39.2	37	45.3	81	38.3
≥75 岁	42	47.9	12	53.3	30	47.4

CKD：慢性肾脏疾病

十七、腹主动脉瘤患病情况

本次调查用于新疆地区腹主动脉瘤分析的有效样本量为 4612 人，其中男性 2200 人，女性 2412 人；城市 1241 人，农村 3371 人。新疆地区 35 岁及以上人群中腹主动脉瘤患病

率为 0.08%，男性 0.09%，女性 0.07%；城市为 0.10%（男性 0.21%，女性 0 ），农村为 0.06%
（男性 0，女性 0.13% ）。见表 4-2-47。

　　本次调查用于西藏地区腹主动脉瘤分析的有效样本量为 3380 人，其中男性 1452 人，
女性 1928 人；城市 1058 人，农村 2322 人。西藏地区 35 岁及以上人群中未检出腹主动脉
瘤患者。

表 4-2-47　新疆 35 岁及以上人群分城乡、性别、年龄组的腹主动脉瘤患病率

性别 年龄组	合　计		城　市		农　村	
	人数（n）	患病率（%）	人数（n）	患病率（%）	人数（n）	患病率（%）
合计	4612	0.08	1241	0.10	3371	0.06
35～44 岁	1439	0	377	0	1062	0
45～54 岁	1272	0.14	325	0	947	0.25
55～64 岁	860	0	214	0	646	0
65～74 岁	602	0.43	162	0.87	440	0
≥75 岁	439	0	163	0	276	0
男	2200	0.09	608	0.21	1592	0
35～44 岁	690	0	183	0	507	0
45～54 岁	592	0	150	0	442	0
55～64 岁	414	0	109	0	305	0
65～74 岁	286	0.85	82	1.77	204	0
≥75 岁	218	0	84	0	134	0
女	2412	0.07	633	0	1779	0.13
35～44 岁	749	0	194	0	555	0
45～54 岁	680	0.28	175	0	505	0.52
55～64 岁	446	0	105	0	341	0
65～74 岁	316	0	80	0	236	0
≥75 岁	221	0	79	0	142	0

第三节　新生儿先心病检出情况

新疆地区一共调查 2184 名新生儿，其中动脉导管未闭检出率为 31.0%（男性 28.4%，女性 34.0%），房间隔缺损检出率为 1.5%（男性 1.7%，女性 1.3%），卵圆孔未闭检出率为 49.5%（男性 49.5%，女性 49.6%），室间隔缺损检出率为 1.5%（男性 1.2%，女性 1.8%），肺动脉狭窄检出率为 0.05%（男性 0，女性 0.10%），其他类型先心病检出率为 0.5%（男性 0.7%，女性 0.3%）。见表 4-3-1。

表 4-3-1　新疆新生儿先心病检出情况（粗率）

患病类型分组	合　计		男		女	
	总调查人数（n）	患病率（%）	总调查人数（n）	患病率（%）	总调查人数（n）	患病率（%）
动脉导管未闭	2184	31.0	1142	28.4	1042	34.0
房间隔缺损	2184	1.5	1142	1.7	1042	1.3
卵圆孔未闭	2184	49.5	1142	49.5	1042	49.6
室间隔缺损	2184	1.5	1142	1.2	1042	1.8
肺动脉狭窄	2184	0.05	1142	0	1042	0.10
其他类型	2184	0.5	1142	0.7	1042	0.3

西藏地区一共调查 1886 名新生儿，其中动脉导管未闭检出率为 29.5%（男性 28.5%，女性 30.6%），房间隔缺损检出率为 3.3%（男性 3.5%，女性 3.1%），卵圆孔未闭检出率为 27.8%（男性 29.0%，女性 26.2%），室间隔缺损检出率为 1.0%（男性 1.1%，女性 0.9%），肺动脉狭窄检出率为 0.1%（男性 0.1%，女性 0.1%），其他类型先心病检出率为 1.5%（男性 1.3%，女性 1.7%）。见表 4-3-2。

表 4-3-2 西藏新生儿先心病检出情况（粗率）

患病类型 分组	合　计		男		女	
	总调查人数（n）	患病率（%）	总调查人数（n）	患病率（%）	总调查人数（n）	患病率（%）
动脉导管未闭	1886	29.5	1013	28.5	867	30.6
房间隔缺损	1886	3.3	1013	3.5	867	3.1
卵圆孔未闭	1886	27.8	1013	29.0	867	26.2
室间隔缺损	1886	1.0	1013	1.1	867	0.9
肺动脉狭窄	1886	0.1	1013	0.1	867	0.1
其他类型	1886	1.5	1013	1.3	867	1.7

第四节　哮喘和慢性阻塞性肺疾病检出情况

本次调查用于新疆地区 15 岁及以上人群慢性阻塞性肺疾病（chronic obstructive pulmonary disease，COPD）患病率分析的有效样本量为 4888 人，其中男性 2384 人，女性 2504 人；城市 1627 人，农村 3261 人。

新疆 15 岁及以上研究人群中 COPD 患病率为 11.6%，男性 14.0%，女性 9.3%，男性高于女性；城市为 12.6%（男性 16.8%，女性 8.5%），农村为 11.1%（男性 12.6%，女性为 9.8%）。见表 4-4-1。

COPD 知晓率为 1.2%，男性为 1.2%，女性 1.3%；城市人群知晓率为 2.4%（男性 1.5%，女性 0），农村 0.6%（男性 0.7%，女性 1.8%）。见表 4-4-2。

本次调查用于新疆地区 15 岁及以上人群哮喘患病率分析的有效样本量为 6892 人，其中男性 3367 人，女性 3525 人；城市 2028 人，农村 4865 人。

新疆 15 岁及以上研究人群中哮喘患病率为 7.4%，男性 6.7%，女性 8.0%；城市为 4.8%（男性 4.4%，女性 5.1%），农村为 8.5%（男性 7.7%，女性为 9.2%）。见表 4-4-3。

哮喘知晓率为 7.3%，男性为 6.6%，女性为 8.3%；城市人群知晓率为 4.6%（男性 4.2%，女性 5.3%），农村为 8.4%（男性 7.6%，女性 9.5%），无论男女，农村均高于城市。见表 4-4-4。

表 4-4-1　新疆 15 岁及以上研究人群 COPD 患病率（粗率）

年龄组	合计		城市		农村	
	例数（n）	患病率（%）	例数（n）	患病率（%）	例数（n）	患病率（%）
合计	567	11.6	205	12.6	362	11.1
15-24 岁	31	3.4	8	2.3	23	4.1
25-34 岁	41	4.6	12	4.5	29	4.6
35-44 岁	118	10.1	36	10.0	82	10.1
45-54 岁	102	11.2	36	12.5	66	10.6
55-64 岁	105	20	41	24.3	64	18.0
65-74 岁	170	36.7	72	36.2	98	21.1
≥ 75 岁	60	42.3	31	43.1	29	41.4
男	334	14	135	16.8	199	12.6
15-24 岁	20	8.0	3	1.7	17	5.6
25-34 岁	20	6.8	6	4.4	14	4.9
35-44 岁	59	14.2	20	12.7	39	10
45-54 岁	59	17.4	22	17.2	37	12.8
55-64 岁	67	28.4	33	35.9	34	19.1
65-74 岁	67	39.5	27	38	40	40
≥ 75 岁	42	60.9	24	57.1	18	51.4
女	233	9.3	70	8.5	163	9.8
15-24 岁	11	2.6	5	29.9	6	2.3
25-34 岁	21	4.4	6	4.5	15	4.4
35-44 岁	59	9.5	16	7.9	43	10.3
45-54 岁	43	8.7	14	8.7	29	8.7
55-64 岁	38	15	8	10.4	30	16.9
65-74 岁	43	28.5	14	25	29	30.5
≥ 75 岁	18	27.7	7	22.6	11	32.4

COPD：慢性阻塞性肺疾病。

表 4-4-2　新疆 15 岁及以上研究人群的 COPD 知晓率（粗率）

年龄组	合计		城市		农村	
	例数（n）	知晓率（%）	例数（n）	知晓率（%）	例数（n）	知晓率（%）
合计	7	1.2	5	2.4	2	0.6
15-24 岁	0	0	0	0	0	0
25-34 岁	0	0	0	0	0	0
35-44 岁	0	0	0	0	0	0
45-54 岁	3	2.9	2	5.6	1	1.5
55-64 岁	1	1.0	1	2.4	0	0
65-74 岁	3	1.8	2	2.8	1	1.0
≥ 75 岁	0	0	0	0	0	0
男	4	1.2	2	1.5	2	0.7
15-24 岁	0	0	0	0	0	0
25-34 岁	0	0	0	0	0	0
35-44 岁	0	0	0	0	0	0
45-54 岁	2	3.4	1	4.5	1	2.7
55-64 岁	0	0	0	0	0	0
65-74 岁	2	3.0	1	3.7	1	2.5
≥ 75 岁	0	0	0	0	0	0
女	3	1.3	0	0	3	1.8
15-24 岁	0	0	0	0	0	0
25-34 岁	0	0	0	0	0	0
35-44 岁	0	0	0	0	0	0
45-54 岁	1	2.3	0	0	1	3.4
55-64 岁	1	2.6	0	0	1	3.3
65-74 岁	1	2.3	0	0	1	3.4
≥ 75 岁	0	0	0	0	0	0

COPD：慢性阻塞性肺疾病。

表 4-4-3　新疆 15 岁及以上研究人群哮喘患病率（粗率）

年龄组	合　计		城　市		农　村	
	例数（n）	患病率（%）	例数（n）	患病率（%）	例数（n）	患病率（%）
合　计	510	7.4	97	4.8	413	8.5
15～24 岁	77	6.8	23	5.9	54	7.3
25～34 岁	86	7.1	14	3.8	72	8.5
35～44 岁	142	10.0	15	3.8	127	12.4
45～54 岁	92	7.4	12	3.7	80	8.6
55～64 岁	50	5.9	12	5.7	38	5.9
65～74 岁	36	6.0	6	3.5	30	7.0
≥ 75 岁	27	6.4	15	9.4	12	4.6
男	228	6.7	45	4.4	183	7.7
15～24 岁	44	7.0	10	4.9	34	8.0
25～34 岁	25	4.2	5	2.7	20	5.0
35～44 岁	65	9.5	3	1.6	62	12.6
45～54 岁	47	8.2	6	3.9	41	9.7
55～64 岁	20	4.8	10	9.3	10	3.3
65～74 岁	12	4.3	2	2.3	10	5.2
≥ 75 岁	15	7.1	9	11.3	6	4.5
女	282	8.0	52	5.1	230	9.2
15～24 岁	33	6.6	13	7.0	20	6.3
25～34 岁	61	9.8	9	0.5	52	11.7
35～44 岁	77	10.4	12	5.9	65	12.1
45～54 岁	45	6.7	6	3.4	39	7.8
55～64 岁	30	6.8	2	1.9	28	8.3
65～74 岁	24	7.6	4	4.8	20	8.6
≥ 75 岁	12	5.7	6	7.5	6	4.6

表 4-4-4　新疆 15 岁及以上研究人群哮喘知晓率（粗率）

年龄组	合　计		城　市		农　村	
	例数（n）	知晓率（%）	例数（n）	知晓率（%）	例数（n）	知晓率（%）
合计	489	7.3	90	4.6	399	8.4
15~24 岁	77	6.8	23	5.9	54	7.3
25~34 岁	84	7.0	13	3.6	71	8.5
35~44 岁	140	9.9	15	3.8	125	12.3
45~54 岁	85	7.0	11	3.5	74	8.2
55~64 岁	49	5.9	12	5.9	37	5.9
65~74 岁	34	6.1	6	3.8	28	7.0
≥75 岁	20	5.2	10	6.9	10	4.1
男	218	6.6	41	4.2	177	7.6
15~24 岁	44	7.0	10	5.0	34	8.0
25~34 岁	24	4.1	4	2.2	20	5.0
35~44 岁	63	9.2	3	1.6	60	12.2
45~54 岁	45	8.0	6	4.1	39	9.3
55~64 岁	20	5.0	10	9.8	10	3.3
65~74 岁	11	4.2	2	2.4	9	4.9
≥75 岁	11	5.5	6	8.1	5	4.0
女	282	8.3	52	5.3	230	9.5
15~24 岁	33	6.6	13	7.0	20	6.4
25~34 岁	61	9.9	9	5.0	52	12.0
35~44 岁	77	10.6	12	6.0	65	12.4
45~54 岁	45	6.9	6	3.5	39	8.1
55~64 岁	30	7.0	2	2.0	28	8.6
65~74 岁	24	8.1	4	5.2	20	9.1
≥75 岁	12	6.3	6	8.6	6	5.0

本次调查用于西藏地区 15 岁及以上人群 COPD 患病率分析的有效样本量为 3741 人，其中男性 1843 人，女性 1898 人；城市 1481 人，农村 2260 人。

西藏 15 岁及以上研究人群中 COPD 患病率为 4.9%，男性 5.0 %，女性 4.9 %，女性稍低于男性；城市为 4.8%（男性 5.7 %，女性 10.3 %），农村为 5.0%（男性 12.2%，女性为 13.7%）。见表 4-4-5。

COPD 知晓率为 1.6%，男性为 2.2%，女性为 1.1%；城市人群知晓率为 4.2%（男性 7.1%，女性 2.3%），农村为 0%（男性 0%，女性 0%）。见表 4-4-6。

本次调查用于西藏地区 15 岁及以上人群哮喘患病率分析的有效样本量为 4846 人，其中男性 2077 人，女性 2769 人；城市 1386 人，农村 3460 人。

西藏 15 岁及以上研究人群中哮喘患病率为 1.3%，男性 1.3%，女性 1.3%；城市为 0.9%（男性 0.9%，女性 1.0%），农村为 1.5%（男性 1.4%，女性为 1.5%）。见表 4-4-7。

哮喘知晓率为 1.2%，男女性均为 1.2%；城市人群知晓率为 0.9%（男性 0.9%，女性 1.0%），农村为 1.3%（男女性均为 1.3%）。见表 4-4-8。

表 4-4-5　西藏 15 岁及以上研究人群的 COPD 患病率（粗率）

年龄组	合计		城市		农村	
	例数（n）	患病率（%）	例数（n）	患病率（%）	例数（n）	患病率（%）
合计	184	4.9	71	4.8	113	5.0
15～24 岁	3	0.5	0	0.0	3	0.9
25-34 岁	22	2.2	4	0.9	18	3.3
35～44 岁	36	4.0	11	3.4	25	4.3
45～54 岁	62	7.9	27	9.7	35	6.9
55～64 岁	32	8.6	15	9.4	17	8.0
65～74 岁	22	17.9	8	15.4	14	19.7
≥75 岁	7	25.9	6	54.5	1	6.3
男	90	4.9	28	3.6	62	5.9
15～24 岁	0	0.0	0	0.3	0	0.0
25～34 岁	11	1.9	1	3.6	10	3.7
35～44 岁	17	3.9	6	6.5	11	4.0
45～54 岁	25	7.9	7	9.7	18	8.5
55～64 岁	16	10.7	6	20.8	10	11.4

续表

年龄组	合计		城市		农村	
	例数（n）	患病率（%）	例数（n）	患病率（%）	例数（n）	患病率（%）
65 ~ 74 岁	17	28.3	5	20.8	12	33.3
≥ 75 岁	4	40.0	3	75.0	1	16.7
女	94	5.0	43	6.3	51	4.2
15 ~ 24 岁	3	1.2	0	0.0	3	1.8
25 ~ 34 岁	11	2.7	3	2.2	8	2.9
35 ~ 44 岁	19	4.1	5	3.3	14	4.5
45 ~ 54 岁	37	7.9	20	11.6	17	5.7
55 ~ 64 岁	16	7.2	9	9.3	7	5.6
65 ~ 74 岁	5	7.9	3	10.7	2	5.7
≥ 75 岁	3	17.6	3	42.9	0	0.0

COPD：慢性阻塞性肺疾病

表 4-4-6 西藏 15 岁及以上研究人群的 COPD 知晓率（粗率）

年龄组	合计		城市		农村	
	例数（n）	知晓率（%）	例数（n）	知晓率（%）	例数（n）	知晓率（%）
合计	3	1.6	3	4.2	0	0
15 ~ 24 岁	0	0	0	0	0	0
25 ~ 34 岁	0	0	0	0	0	0
35 ~ 44 岁	0	0	0	0	0	0
45 ~ 54 岁	1	1.6	1	3.7	0	0
55 ~ 64 岁	1	3.1	1	6.7	0	0
65 ~ 74 岁	1	4.5	1	12.5	0	0
≥ 75 岁	0	0	0	0	0	0
男	2	2.2	2	7.1	0	0
15 ~ 24 岁	0	0	0	0	0	0
25 ~ 34 岁	0	0	0	0	0	0
35 ~ 44 岁	0	0	0	0	0	0

续表

年龄组	合计		城市		农村	
	例数（n）	知晓率（%）	例数（n）	知晓率（%）	例数（n）	知晓率（%）
45～54 岁	1	4.0	1	14.3	0	0
55～64 岁	0	0	0	0	0	0
65～74 岁	1	5.9	1	20.0	0	0
≥75 岁	0	0	0	0	0	0
女	1	1.1	1	2.3	0	0
15～24 岁	0	0	0	0	0	0
25～34 岁	0	0	0	0	0	0
35～44 岁	0	0	0	0	0	0
45～54 岁	0	0	0	0	0	0
55～64 岁	1	6.2	1	11.1	0	0
65～74 岁	0	0	0	0	0	0
≥75 岁	0	0	0	0	0	0

COPD：慢性阻塞性肺疾病

表 4-4-7　西藏 15 岁及以上研究人群哮喘患病率（粗率）

年龄组	合　计		城　市		农　村	
	例数（n）	患病率（%）	例数（n）	患病率（%）	例数（n）	患病率（%）
合计	63	1.3	13	0.9	50	1.5
15～24 岁	1	0.1	0	0.0	1	0.2
25～34 岁	11	1.1	5	1.9	6	0.8
35～44 岁	16	1.5	3	1.0	13	1.6
45～54 岁	20	2.0	2	0.7	18	2.4
55～64 岁	11	1.9	2	1.1	9	2.4
65～74 岁	3	1.1	0	0.0	3	1.4
≥75 岁	1	1.1	1	4.3	0	0.0
男	27	1.3	5	0.9	22	1.4

年龄组	合 计		城 市		农 村	
	例数（n）	患病率（%）	例数（n）	患病率（%）	例数（n）	患病率（%）
15~24 岁	1	0.3	0	0.0	1	0.4
25~34 岁	3	0.6	2	1.7	1	0.3
35~44 岁	8	1.6	2	1.5	6	1.7
45~54 岁	9	2.4	0	0.0	9	3.1
55~64 岁	3	1.4	0	0.0	3	2.0
65~74 岁	2	1.6	0	0.0	2	2.1
≥75 岁	1	2.8	1	11.1	0	0.0
女	36	1.3	8	1.0	28	1.5
15~24 岁	0	0.0	0	0.0	0	0.0
25~34 岁	8	1.5	3	2.1	5	1.3
35~44 岁	8	1.3	1	0.6	7	1.6
45~54 岁	11	1.7	2	1.0	9	2.0
55~64 岁	8	2.3	2	1.6	6	2.6
65~74 岁	1	0.6	0	0.0	1	0.9
≥75 岁	0	0.0	0	0.0	0	0.0

表 4-4-8 西藏 15 岁及以上研究人群哮喘知晓率（粗率）

年龄组	合 计		城 市		农 村	
	例数（n）	知晓率（%）	例数（n）	知晓率（%）	例数（n）	知晓率（%）
合计	56	1.2	13	0.9	43	1.3
15~24 岁	1	0.1	0	0.0	1	0.2
25~34 岁	11	1.1	5	1.9	6	0.8
35~44 岁	13	1.2	3	1.0	10	1.3
45~54 岁	19	1.9	2	0.7	17	2.4
55~64 岁	9	1.6	2	12.5	7	1.9
65~74 岁	2	0.7	0	0.0	2	1.0

续表

年龄组	合 计		城 市		农 村	
	例数（n）	知晓率（%）	例数（n）	知晓率（%）	例数（n）	知晓率（%）
≥75 岁	1	1.1	1	4.5	0	0.0
男	24	1.2	5	0.9	19	1.3
15~24 岁	1	0.3	0	0.0	1	0.4
25~34 岁	3	0.6	2	1.7	1	0.3
35~44 岁	6	1.3	2	1.5	4	1.1
45~54 岁	9	2.4	0	0.0	9	3.2
55~64 岁	3	1.4	0	0.0	3	2.0
65~74 岁	1	0.9	0	0.0	1	1.1
≥75 岁	1	2.8	1	11.1	0	0.0
女	32	1.2	8	1.0	24	1.3
15~24 岁	0	0.0	0	0.0	0	0.0
25~34 岁	8	1.5	3	2.1	5	1.3
35~44 岁	7	1.2	1	0.6	6	1.4
45~54 岁	10	1.6	2	1.0	8	1.9
55~64 岁	6	1.8	2	1.6	4	1.8
65~74 岁	1	0.6	0	0.0	1	0.9
≥75 岁	0	0.0	0	0.0	0	0.0

第五章 中长期规划

第一节　西藏自治区慢性心肺
疾病防治规划建议

（2018~2025 年）

慢性心肺疾病是严重危害我国居民健康的一类疾病，主要包括缺血性心脏病（冠心病）、脑卒中、慢性阻塞性肺部疾病（COPD）及高血压、糖尿病、血脂异常等相关疾病。全国死因监测系统显示，慢性心肺疾病已经成为影响西藏自治区（以下简称西藏）健康期望寿命的突出公共卫生问题。针对性地制定符合西藏实际的慢性心肺疾病防治规划，加强和改善防治工作，提高西藏居民健康期望寿命，是当前一项迫切而重要的任务。根据《"健康中国 2030"规划纲要》和《中国防治慢性病中长期规划（2017~2025 年）》，结合公益性行业科研专项"西藏和新疆地区慢性心肺疾病现状调查研究"相关结果，项目组对制定西藏慢性心肺疾病防治规划提出如下建议。

一、规划背景

（一）基本情况

西藏自治区位于青藏高原西南部，地处北纬 26°　50′至 36°　53′，东经 78°　25′至 99°　06′之间的广大地区。北邻新疆，东连四川，东北紧靠青海，东南连接云南，南与缅甸、印度、不丹、尼泊尔等国毗邻，西与克什米尔地区接壤，地势由西北向东南倾斜，地形复杂多样，陆地国界线 4000 多公里，南北最宽 900 多公里，东西最长达 2000 多公里。

西藏自治区现设 6 地 1 市，即：拉萨市、日喀则地区、山南地区、林芝地区、昌都地区、那曲地区、阿里地区；71 个县、1 个县级市、1 个县级特别行政区；140 个镇、543 个乡。全区土地面积 122 万多平方公里，约占全国总面积 12.8%。

全区总人口 290 万人（2009 年底），其中城市人口 69 万人，占总人口比例 23.8%；农村人口 221 万，占总人口比例 76.2%。西藏全区人口数占全国总人口数仅 0.2%。平均人口密度 2.38 人 / 平方公里，是全国各省（区、市）中人口数量最少、人口密度最低的地区。受海拔因素制约，西藏自治区人口分布极不均匀，主要集中在海拔 4000 米以下的东部、南部地区。占全区总面积 5.2% 的拉萨地区，其人口数量占全区人口 20.2%，人口密度 5.96 人 / 平方公里；占全区总人口数 13.5% 的山南地区，为人口密度第二大的地区，面积占全区总面积仅 4.2%；那曲、阿里地区面积高达 69 万平方公里，占全区总面积 78.2%，但人口密度相对较小，人口占全区总人口仅 15.7%，平均每平方公里分别 0.65 人和 0.16 人。

"十二五"时期，西藏全社会固定资产投资累计 4642 亿元，是"十一五"时期的 1.8 倍。2015 年，全区粮食产量突破 100 万吨。以水电为主的清洁能源产业快速发展。以旅游业为龙头的现代服务业快速发展，2016 年，旅游接待人数和旅游总收入分别达到 2300 万人次、330.75 亿元。2016 年，西藏农村居民人均可支配收入为 9316 元、同比增长 13%，农牧民人均可支配收入已连续 14 年保持两位数增长。"十三五"期间，西藏计划对 23.8 万人实施发展生产脱贫，对 26.3 万人实施易地扶贫搬迁脱贫，对 26.2 万人实施生态补偿脱贫，对 18.9 万人实施发展教育脱贫，对 24.4 万人实施社会兜底脱贫。

（二）西藏自治区卫生事业成就

1. 居民健康水平不断提高

西藏自治区人均期望寿命由解放初期的 35.5 岁上升至 2009 年的 67.3 岁；孕产妇死亡率从解放初期的 5000/10 万下降至 2010 年的 174/10 万；婴儿死亡率从解放初期的 430‰下降至 2010 年的 20.1‰；2016 年，全区孕产妇死亡率和婴儿死亡率分别下降到 109.9/10 万、13.89‰，住院分娩率提高到 92%。以上标志着西藏自治区人民群众的健康水平已大幅提高。

2. 全区城乡卫生服务网络基本建立

西藏自治区和平解放前，仅拉萨、日喀则、昌都等地区有少数藏医机构、私人诊所以及零星的民间藏医。解放后尤其是"十一五"期间，针对西藏自治区卫生基础设施薄弱、人民群众对卫生服务需求日益增长的实际，中央政府和自治区各级政府加大了投入力度，仅"十一五"期间投资就达 9.6 亿元，基本完成了疾病预防控制体系和突发公共卫生事件医疗救治体系建设。

3. 以免费医疗为基础的农牧区医疗制度覆盖面不断扩大

近年来，西藏全面推行了以免费医疗为基础的农牧区医疗制度，使广大农牧民的医疗条件得到显著改善。2003 年，《西藏自治区农牧区医疗管理暂行办法》的颁布进一步完善了以免费医疗为基础的农牧民基本医疗保障制度。为提高农牧民的医疗保障水平，中央政府不断加大投入，使得西藏农牧区医疗制度的政府筹资标准由 2001 年的人均 20 元提高到 2010 年的人均 180 元，全区农牧民均享有农牧区医疗制度保障，县、乡覆盖率均达到 100%。参加个人筹资的农牧民群众达 95.7%。2009 年，全区共筹集农牧区医疗基金 3.6 亿余元，全区农牧民 82.3% 的医疗费用得到了报销补偿。中央政府还将农牧区医疗报销补偿最高支付限额提高到当地农牧民人均纯收入的 6 倍以上。2016 年，西藏自治区全面深化医改，公立医院综合改革全面启动，分级诊疗、取消药品加成、医疗联合体建设等重点任务正在有效推进。农牧民医疗保障水平不断提高，政府补助标准达到 475 元，农牧区医疗制度县、乡覆盖率均达到 100%。

4. 疾病防治队伍逐步建立和完善

2000 年以来，西藏自治区疾病预防控制体系建设得到全面加强，实现了区、地（市）、县疫情网络直报。截至 2009 年底，县级以上医疗机构网络报告率达 48.8%。突发公共卫生事件和重大传染病控制机制初步建立，应对突发公共卫生事件和传染病的能力以及传染病预测、预警、预报能力逐步提高。全区卫生人员达到 18882 人，随着乡镇卫生人员生活补助和乡村医生补贴政策以及高海拔地区乡镇卫生院专业技术人员特殊岗位奖励补贴政策的实施，基层卫生人员待遇得到提高。

5. 卫生保健水平得到提高

解放初期，西藏自治区孕产妇死亡率高达 5000/10 万。随着西藏自治区的经济发展，在各级政府对妇幼卫生保健工作的关心、支持下，妇幼卫生保健硬件和软件建设均得到了长足发展，妇女儿童健康水平也得到了前所未有的提高，居民人均预期寿命由解放初期的 35.5 岁提高到 2009 年的 67.3 岁。健康扶贫深入开展，包虫病、白内障纳入救治病种范围。公共卫生工作力度不断加大，目前人均基本公共卫生服务经费标准达到 65 元，基本公共卫生服务得到全面落实，重大公共卫生服务项目持续推进。

6. 藏医药事业得到振兴和发展

几千年来，藏医药为高原人民的健康和繁衍昌盛做出了重要贡献。西藏自治区和平解放以来，在各级党委、政府的高度重视下，藏医药事业焕发出了新的生机和活力。截止 2005 年底，全区藏医医疗机构发展到 17 所，其中自治区级 1 所、地区级 6 所、县级 10 所。在 60 余所县卫生服务中心设有藏医科或配有藏医药专业技术人员，全区藏医病床达到 601 张。藏医药人员总数 2461 人（不含藏药生产企业的工作人员）。农牧区个体开业行医的民间藏医有 600 余名。乡镇卫生院和村卫生室藏医药覆盖率分别达到 89% 和 36%。

（三）西藏地区心肺疾病现状

1. 高血压患病率相对较高，与之相关的心脑血管疾病为居民主要死因；COPD 患病率高于全国水平，值得关注。

2002 年调查显示，西藏自治区拉萨市 18 岁及以上居民高血压患病率为 26.4%（全国城市 19.3%）。2007 年，自治区 18~69 岁居民高血压患病率为 26.2%，城市和农村患病率分别为 44.1% 和 22.2%。2002-2007 年 5 年间，城市居民高血压患病率增长显著。本次调查，西藏地区人群高血压患病率为 25.0%，与全国平均水平相近。

依据死因监测数据，脑血管病和高血压性心脏病分别为西藏自治区居民的前两位死因。脑血管病和高血压性心脏病的发生与高血压关系密切。提示，有效控制高血压对于防治脑血管病、高血压性心脏病，提高西藏自治区居民人群期望寿命有着重要作用。

西藏地区居民脑血管病死亡率（170.9/10 万）最高，其他依次为高血压性心脏病（112.3/10 万）、肝硬化（31.9/10 万）、道路交通伤害（29.7/10 万）、COPD（29.1/10 万）。从全国情况看，脑血管病（151.6/10 万）、缺血性心脏病（88.7/10 万）、COPD（78.4/10 万）、肺癌（41.2/10 万）和肝癌（29.1/10 万）位居死亡率前五位。由此可见，影响西藏居民的分病种死因与全国排序有较大差异。

本次调查发现，西藏地区人群 COPD、冠心病、脑卒中患病率分别为 13.27%、0.04% 和 0.13%，其中 COPD 患病水平高于全国平均水平，值得关注。

2. 以高脂肪、高盐、低蔬菜水果摄入为主的膳食结构影响人群健康

西藏有其独特的自然地理和人文环境，传统食物主要由糌粑、酥油茶和牛羊肉等构成。不合理的膳食结构，和以高脂肪、高蛋白、高盐，低糖、低膳食纤维、低蔬菜水果为特点的膳食模式，是慢性非传染性疾病的危险因素。西藏居民蔬菜消费量为 89.2g/ 天，与中国居民膳食指南的建议量有一定差距。同时，由于膳食结构不合理，人群中微量营养素缺乏比较普遍，是影响人群营养状况的主要因素。

西藏自治区居民能量和脂肪每日摄入量分别为 3127.3kcal 和 132.5g，显著高于全国平均水平（分别为 2253kcal 和 76.2g）。

2002 年调查显示，拉萨市居民每人每日食盐摄入量达 19.3 克，是中国营养学会推荐食盐摄入量（≤ 6 克）的 3.2 倍；每人每日蔬菜摄入量为 115.7 克，水果摄入量为 2.0 克，显著低于全国城市平均水平（蔬菜 251.9 克，水果 69.4 克）。

其他危险因素，如现在吸烟、饮酒、超重和肥胖患病率分别为 10.71%、10.13%、21.72% 和 14.12%，均低于全国水平。

二、总体要求

（一）指导思想

全面贯彻党的十九大精神，以习近平新时代中国特色社会主义思想为指导，坚持稳中求进工作总基调，落实新时代卫生与健康工作方针，以实施健康西藏战略为统领，以控制

心肺疾病危险因素为重点，以健康促进和健康管理为手段，提升西藏地区居民健康素质，降低高危人群发病风险，减少可预防的慢性心肺疾病发病、死亡和残疾，促进全生命周期健康，提高西藏居民健康期望寿命。

（二）基本原则

政府主导与广泛参与相结合。坚持政府主导作用，将健康融入所有政策，营造有利于心肺疾病防治的政策环境。共建共享，倡导"每个人是自己健康的第一责任人"的理念，推动人人参与、人人尽力、人人享有。

统筹协调与分类指导相结合。统筹各方资源，健全政府主导、部门协调、社会参与、医疗卫生机构实施的综合防治机制。根据不同疾病流行特征，制定针对性的防治目标、策略和重点，实施有效防控措施。

预防为主与重点救治相结合。加强行为和环境危险因素控制，降低高危人群发病风险，注重早期筛查和早期发现。加大医疗救助力度，将贫困人口纳入重特大疾病医疗救助范围，针对重点地区、重点人群、重点病种实施重点救治。

（三）规划目标

到 2025 年，西藏地区心肺疾病防控环境显著改善，降低因心肺疾病导致的过早死亡率，30~70 岁人群因慢性心肺疾病的过早死亡率较 2015 年降低 15%。逐步提高西藏地区居民健康期望寿命，有效控制心肺疾病负担。

三、策略与措施

（一）明确防控重点疾病和防控策略

以高血压防控为抓手，降低脑卒中死亡率。将高血压和脑卒中防控列入"健康西藏"总体规划指标，设立相关防控专项；加大对高血压和脑卒中防治的经费投入；与现有工作挂钩，将重点疾病防治纳入健康城市、卫生城市、文明城市建设。促进地方出台控烟相关法律法规。整合资源，促进多部门合作，构建全社会共同参与的工作平台。

（二）大力开展健康教育和健康促进活动

人群层面利用健康教育和健康促进手段，实施人群减盐、控烟和限酒综合策略。个体层面采用促进高血压患者早期发现和免费服药策略，提高高血压患者管理率，降低脑卒中发病和死亡率。开展人群健康教育和健康促进。利用健康教育和健康促进手段，积极推进全民健康生活方式行动，以减盐、增加蔬菜水果摄入为核心，推进控烟和限酒工作，倡导健康生活方式。

（三）提高重点心肺疾病患者的早期发现和规范化治疗

通过主动发现、主动给药，由乡镇卫生院和村医定期为辖区居民测量血压、血糖、血脂，开展简易肺功能测定，早期发现高血压、糖尿病患者，扩大人群血压、血糖测量覆盖率，将发现的患者纳入管理。对患者给予基本降压药物治疗，并进行生活方式指导。乡镇卫生院和村医指导高血压病人戒烟、降低膳食中盐和脂肪的摄入量，合理运动；对高血压患者服药情况进行定期督导和管理；从而有效提高高血压治疗率和控制率，减少高血压性心脏病、脑卒中的发生及其引发的致残和死亡。早期发现COPD患者，积极给予规范化治疗。推广高血压患者自我管理模式，提升自我管理意识和技能。

（四）依托健康扶贫工作，减少因病致贫、因病返贫

在政策和资金上给予倾斜照顾，制定相关的大病医疗保障制度，逐步建立和完善城乡居民基本医保、大病保险、医疗救助、补充医疗保障"四重保障"体系。在政策上鼓励保险企业合理推出适合贫困家庭的险种，多承担相应的社会责任，为精准扶贫大计做出贡献。对贫困患者，给予免费的高血压服药治疗。进一步加强治疗和救治工作，健全救治工作机制，通过对口支援，改善救治条件和医疗条件。

（五）依托互联网技术，提升服务能力

要以医联体为平台、远程医疗为支撑，推进基层特别是贫困地区的医疗机构与大医院有效对接，把人才和技术引向基层、服务基层。利用互联网技术开展远程医疗、优化就医流程、促进家庭医生签约等情况。推进卫生健康信息化建设，加快实施远程医疗服务，扩大优质医疗资源覆盖面。推进远程医疗专网建设，鼓励社会力量搭建互联网健康服务平台。

（六）加强疾病监测与适宜技术研究

加强疾病监测点死因监测工作质量；逐步建立和完善能够代表西藏自治区的慢性病综合监测系统，动态掌握西藏自治区各种慢性病危险因素、患病、死亡的流行趋势，为慢性病预防控制工作提供科学依据。针对西藏少数民族地区、高原地区和牧区等特殊地理和人文情况，开发研究可执行、可持续发展的主要慢性病相关适宜技术。创新培训形式，增强救治队伍工作能力，开展西藏地区远程高血压宣传教育。

（七）加强公共卫生体系和支撑体系建设

1.强化公共卫生服务体系建设

根据西藏高原的特殊性，建立符合西藏自治区疾病流行特点和社会需求实际的疾病预防控制机构。要把疾病预防控制机构和县级医院妇幼保健科的建设作为重点建设内容，包括办公用房、人员编制、实验室检测设备等。有条件的县区成立独立法人资格的县区级疾控机构，加大县区级疾控中心建设力度，强化内涵建设，完善县区级疾控保障措施和运行机制。

2.加强医疗卫生体系建设

完善有利于人才培养使用的政策措施，做好心肺疾病防控人才队伍培养。要积极"引进来"，通过对口支援、组团式援藏、远程医疗协作网等方式，支援西藏地区队伍能力建设。同时也要"走出去"，定期组织相关医疗卫生骨干到国家级医疗卫生机构进修培训。开展有针对性的继续医学教育，着力培养心肺疾病防治复合型、实用型人才。完善乡镇卫生院和村卫生室建设，增加基本临床检查设备，提升公共卫生服务能力和可及性。

3.明确各级相关公共卫生机构的职能、目标和工作任务

强化公共卫生服务职责，研究核定人员编制，解决目前一些机构人员编制严重不足的问题。加强自治区公共卫生人才队伍建设。扩充自治区和地市级疾病预防控制机构、县级公共卫生机构的疾控队伍总量。实施公共卫生高层次人才和实用人才培养计划，拓宽培养渠道，提高公共卫生专业人员业务技术能力和工作水平。建立健全满足城乡居民实际服务需求，运作顺畅、高效、有序的公共卫生专业队伍。

四、保障措施

（一）强化组织领导

要将心肺疾病防治纳入党委和政府重要议事日程，纳入健康西藏和深化医改的重要内容，纳入当地重要民生工程。明确政府、医疗卫生机构、家庭、个人等各方面的责任，加强组织实施，制定实施方案和工作台账，定期开展督导评估，确保见到实效。

（二）加大经费投入

发挥公共财政在心肺疾病防治工作中的基础作用，不断加大投入力度，保障各专项经费稳定投入，根据需求情况适时补充设立专项经费项目。积极争取中央补助地方经费、自治区财政经费、对口援建经费等，鼓励引导社会各界、企事业单位和个人积极参与。加强对经费的使用管理，提高资金使用效率。

五、督导评估

西藏卫生计生委会同有关部门制定本规划实施分工方案，各相关部门要各负其责，及时掌握工作进展，定期交流信息，联合开展督查和效果评价，2020年对规划实施情况进行中期评估，2025年组织规划实施的终期评估。各地区要建立监督评价机制，组织开展规划实施进度和效果评价，将规划实施情况作为政府督查督办的重要事项，推动各项规划目标任务落实。

第二节 新疆维吾尔自治区慢性心肺疾病防治规划建议

（2018~2025 年）

慢性心肺疾病是严重危害我国居民健康的一类疾病，主要包括缺血性心脏病（冠心病）、脑卒中、慢性阻塞性肺部疾病（COPD）及高血压、糖尿病、血脂异常等相关疾病。全国死因监测系统显示，慢性心肺疾病已经成为影响新疆维吾尔自治区（以下简称新疆）健康期望寿命的突出公共卫生问题。针对性地制定符合新疆实际的慢性心肺疾病防治规划，加强和改善防治工作，提高新疆居民健康期望寿命，是当前一项迫切而重要的任务。依据公益性行业科研专项"西藏和新疆地区慢性心肺疾病现状调查研究"相关结果和《中国防治慢性病中长期规划（2017-2025 年）》，项目组对制定新疆慢性心肺疾病防治规划提出如下建议。

一、规划背景

（一）新疆基本情况

1. 自然环境

新疆维吾尔自治区，简称新疆，位于亚欧大陆中部，地处祖国西北边陲，总面积166万平方公里，约占全国陆地总面积的六分之一。周边依次与蒙古、俄罗斯、哈萨克斯坦、吉尔吉斯斯坦、塔吉克斯坦、阿富汗、巴基斯坦、印度等8个国家接壤，是我国面积最大、交界邻国最多、陆地边境线最长的省级行政区。

新疆有55个民族成分，其中世居民族有维吾尔、汉、哈萨克、回、柯尔克孜、蒙古、塔吉克、锡伯、满、乌孜别克、俄罗斯、达斡尔、塔塔尔等13个。截至2016年末，新疆总人口2398.08万人，其中少数民族约占60%。目前，全区辖有14个地级行政单位，其中包括5个自治州、5个地区和乌鲁木齐、克拉玛依、吐鲁番、哈密4个地级市；有68个县、24 个县级市、13 个市辖区，其中包括 6 个自治县、9 个自治区直辖县级市、32 个边境县（市）；有 872 个乡镇，其中包括 42 个民族乡。新疆生产建设兵团是自治区的重要组成部分，辖有 14 个师、178 个农牧团场，总人口 283.41 万人。

2.经济发展

新中国成立以来，尤其是改革开放以来，新疆经济发展水平大幅提升。1955 年，新疆生产总值 12.31 亿元，人均生产总值 241 元。2001 年，新疆生产总值 1485.48 亿元，人均生产总值 7913 元。2015 年，新疆生产总值 9324.80 亿元，人均生产总值 40036 元。新中国成立初 1956 年至 2015 年期间，新建生产总值平均增长速度为 8.4%，其中 2001 年至 2015 年期间平均增长速度为 10.5%。新中国成立初 1956 年至 2015 年期间，新疆人均生产总值平均增长速度为 5.5%，其中 2001 年至 2015 年期间平均增长速度为 8.3%。

2001 年全年国内生产总值 95933.3 亿元，人均国内生产总值 7543 元；新疆生产总值占全年国内生产总值的 1.55%，省级行政机构排名第 25 位；新疆人均生产总值省级行政机构排名第 12 位。2001 年全体居民消费水平为 3611 元，新疆居民消费水平为 2882 元，省级行政机构排名第 14 位。

2015 年全年国内生产总值 685505.8 亿元，人均国内生产总值 49992 元；新疆生产总值占全年国内生产总值的 1.36%，省级行政机构排名第 26 位；新疆人均生产总值省级行政机构排名第 20 位。2015 年全体居民消费水平 19308，新疆居民消费水平为 13683.8 元，省级行政机构排名第 26 位。

（二）新疆医疗卫生发展状况

在国家的扶持下，新疆大力发展卫生事业，医疗卫生和人民健康水平明显改善。截至 2016 年底，新疆基本建立了由医院、基层医疗卫生机构、专业公共卫生机构等组成的覆盖城乡的医疗卫生服务体系，全区共有医疗卫生机构 15721 个，其中医院、卫生院 1637 个，卫生技术人员 14.44 万人；拥有床位 13.64 万张。疾病预防控制中心 121 个。基本医疗和公共卫生服务水平大幅提高，深化医药卫生体制改革，推出一批惠民医疗政策；自 2016 年起每年为新疆籍各族群众实施全民健康体检，建立健康档案；对结核病患者推行"主动发现 + 营养早餐 + 集中服药"防治模式；免疫规划目标儿童补种率达到 95% 以上。新疆平均期望寿命逐年增长，与全国期望寿命平均水平的差距减少。1982 年新疆平均期望寿命为 60 岁，全国平均期望寿命为 67.88 岁；2010 年新疆平均期望寿命为 72.35 岁，全国平均期望寿命 74.83 岁。

（三）新疆慢性心肺疾病防治状况

1.高血压

项目调查结果显示，新疆高血压患病率为 18.35%，其中男性人群患病率 18.91%，女性

17.79%，性别差异不明显。城市地区患病率为 20.25%，农村地区患病率为 17.16%，城市高于农村。按年龄段分，18~24 岁、25~34 岁、35~44 岁、45~54 岁、55~64 岁、65~74 岁、75 岁以上人群患病率分别为 1.02%、4.04%、11.73%、28.55%、43.58%、52.88%、59.76%。南疆地区患病率为 9.75%，北疆地区患病率为 21.5%。

2. 糖尿病

项目调查结果显示，新疆糖尿病患病率为 6.27%，其中男性人群患病率 6.68%，女性 5.85%，性别差异不明显。按年龄段分，35~44 岁、45~54 岁、55~64 岁、65~74 岁、75 岁以上人群患病率分别为 3.56%、6.15%、7.69%、9.79%、17.71%。南疆地区患病率为 6.62%，北疆地区患病率为 5.11%。

3. 冠心病

项目调查结果显示，新疆冠心病患病率为 0.36%，其中男性人群患病率为 0.50%，女性患病率为 0.22%，男性高于女性。城市地区患病率为 0.39%，农村地区为 0.35%。按年龄段分，18~24 岁、25~34 岁、35~44 岁、45~54 岁、55~64 岁、65~74 岁、75 岁以上人群患病率分别为 0、0.10%、0.27%、0.55%、0.70%、1.55%、0.57%。南疆地区患病率为 0.34%，北疆地区患病率为 0.37%。

4. 脑卒中

项目调查结果显示，新疆脑卒中患病率为 0.80%，其中男性人群患病率为 0.92%，女性患病率为 0.68%。城市地区患病率为 1.68%，农村地区为 0.25%。按年龄段分，18~24 岁、25~34 岁、35~44 岁、45~54 岁、55~64 岁、65~74 岁、75 岁以上人群患病率分别为 0.08%、0、0.40%、0.97%、2.33%、3.33%、2.50%。南疆地区患病率为 0.06%，北疆地区患病率为 1.09%。

5.COPD

项目调查结果显示，新疆 COPD 患病率为 18.66%，其中男性人群患病率为 22.75%，女性患病率为 14.63%，男性高于女性。城市地区患病率为 17.64%，农村地区为 19.56%。按年龄段分，18~24 岁、25~34 岁、35~44 岁、45~54 岁、55~64 岁、65~74 岁、75 岁以上人群患病率分别为 10.81%、10.83%、17.69%、19.75%、30.30%、41.79%、47.68%。南疆地区患病率为 7.73%，北疆地区患病率为 21.42%。

全国死因监测系统显示，脑血管病、缺血性心脏病、COPD 在新疆死因构成中排在前三位。近年来，慢性心肺疾病防治已经引起新疆党委政府和社会各界的高度关注。深化医药卫生体制改革，着力推进烟草控制、生活方式改善、体育健身等工作，推动了新疆健康支持性环境持续改善，特别是以习近平同志为核心的党中央作出推进健康中国建设的决策部署，把健康放在优先发展的战略位置，置于国家整体战略中部署推进，为制定新疆慢性心肺疾病防治规划提供了战略基础。

二、总体要求

（一）指导思想

全面贯彻党的十九大精神，以习近平新时代中国特色社会主义思想为指导，坚持稳中求进工作总基调，落实新时代卫生与健康工作方针，以实施健康新疆战略为统领，以控制心肺疾病危险因素为重点，以健康促进和健康管理为手段，提升新疆地区居民健康素质，降低高危人群发病风险，减少可预防的慢性心肺疾病发病、死亡和残疾，促进全生命周期健康，提高新疆居民健康期望寿命。

（二）基本原则

政府主导与广泛参与相结合。坚持政府主导作用，将健康融入所有政策，营造有利于心肺疾病防治的政策环境。共建共享，倡导"每个人是自己健康的第一责任人"的理念，推动人人参与、人人尽力、人人享有。

统筹协调与分类指导相结合。统筹各方资源，健全政府主导、部门协调、社会参与、医疗卫生机构实施的综合防治机制。根据不同疾病流行特征，制定针对性的防治目标、策略和重点，实施有效防控措施。

预防为主与重点救治相结合。加强行为和环境危险因素控制，降低高危人群发病风险，注重早期筛查和早期发现。加大医疗救助力度，将贫困人口纳入重特大疾病医疗救助范围，针对重点地区、重点人群、重点病种实施重点救治。

（三）规划目标

到 2025 年，新疆地区心肺疾病防控环境显著改善，降低因心肺疾病导致的过早死亡率，30~70 岁人群因慢性心肺疾病的过早死亡率较 2015 年降低 15%。逐步提高新疆地区居民健康期望寿命，有效控制心肺疾病负担。

三、策略与措施

（一）以生活方式改善为抓手，提高健康素养，推动健康促进

从改变群众生活方式入手，建立健全健康教育体系，制定符合新疆特色的健康科普材料，教育和引导群众树立正确健康观。深入推进全民健康素养促进、健康中国行等行动，推进健康生活方式行动，开展"三减三健"（减盐、减油、减糖、健康口腔、健康体重、健康骨骼）等专项行动。针对新疆普遍高盐、高肉类的饮食习惯以及高肥胖率的特点，广泛宣传合理膳食、适量运动等健康科普知识。编制汉、维双语及其他少数民族语言的宣传材

料，提升健康教育效果。

充分利用各级各类媒体开展形式多样的心肺疾病防治宣传教育，充分发挥微信、微博等新媒体作用。全面加强学校卫生与健康工作，将健康教育纳入学校教学内容，作为素质教育的重要内容。实行、鼓励工间健身制度，鼓励和支持新建工作场所适当建设健身活动场地。统筹建设全民健身公共设施，提高各类公共体育设施开放程度和利用率。加强科学指导，促进重点人群积极参加健身运动。科学指导大众开展自我健康管理，推动健身和健康深度融合。

（二）以卫生服务普及为核心，加强早期预防，降低重点人群发病风险

深入开展全民体检工作，探索建立全民健康管理制度，推动脑卒中、冠心病等心肺疾病的机会性筛查，及时发现高危人群。实施好国家基本公共卫生服务项目，做好高血压患者、糖尿病患者健康管理，逐步将更多慢性心肺疾病早期筛查技术纳入国家基本公共卫生服务内容。鼓励心肺疾病患者和高危人群接种成本效益较好的肺炎、流感等疫苗。开展成人烟草监测项目和戒烟咨询服务，加强控烟工作，提高戒烟干预能力。社区卫生服务中心和乡镇卫生院逐步开展超重肥胖、血压血糖升高、血脂异常等心肺疾病高危人群的患病风险评估和干预指导，提供平衡膳食、身体活动、养生保健、体质辨识等咨询服务。

（三）以高血压为心血管疾病防治切入口

全面实施35岁及以上人群首诊测血压制度，促进高血压患者的早期发现、登记和患者规范化治疗。逐步将临床可诊断、治疗有手段、群众可接受、国家能负担的疾病筛检技术列为公共卫生措施。实施国家基本公共卫生服务项目，对发现的高血压患者推广安全有效、价格低廉、使用方便的基本降压药物，加强高血压患者规范化管理，提高高血压患者的治疗率、控制率。强化高血压等慢性疾病的分级诊疗，健全治疗 - 康复 - 长期护理服务链。

（四）坚持防治结合，促进全程健康管理

改革完善相关政策，加强和改进疾控体系，建立健全疾病预防控制机构、医院和基层医疗卫生机构三位一体分工协作机制，推进慢性心肺疾病预防、治疗、康复、管理、保障整体融合发展。疾病预防控制机构负责开展心肺疾病及其危险因素监测和流行病学调查、综合防控干预策略与措施实施指导和防控效果考核评价；医院承担心肺疾病病例登记报告、危重急症病人诊疗工作并为基层医疗卫生机构提供技术支持，同时履行公共卫生职责，做好心肺疾病防控工作；基层医疗卫生机构具体实施人群健康促进、高危人群发现和指导、患者干预和随访管理等基本医疗卫生服务。以国家慢性病综合防控示范区建设为抓手，培育适合不同地区特点的心肺疾病综合防控模式。充分发挥民族医药的独特作用，进一步明确民族医疗机构在慢性心肺疾病防治中的职责和任务。

（五）完善保障政策，减轻群众疾病负担

持续深化医药卫生体制改革，建立健全基本医保、大病保险、疾病应急救助、医疗救助、商业保险等全民医保体系，推进慢性病患者按人头打包付费，提高城乡居民医保住院报销比例，扩大门诊统筹覆盖面。引导、支持社会力量举办的医疗、体检、养老等机构参与慢性心肺疾病防治服务。降低贫困人口大病保险起付线、提高大病保险报销比例，提高贫困人口受益水平。将贫困人口纳入重特大疾病医疗救助范围，对符合条件的患慢性心肺疾病的城乡贫困人口实施医疗救助。选择疾病负担较重、疗效确切的大病进行集中救治，制定诊疗方案明确临床路径，控制治疗费用，减轻贫困大病患者费用负担。

（六）根据南疆、北疆差异，采取有针对性措施

南疆、北疆地区差异明显，根据两地区不同特点采取相应措施。

1. 气候、饮食文化差异

根据南疆、北疆不同气候特点，以及两地区饮食习惯上的差异，制定不同的健康促进策略。

2. 民族构成差异

北疆地区汉族人数比重大，南疆地区少数民族比重大，因此南疆地区的宣传材料更应以少数民族文字材料为主。

3. 疾病谱差异

南疆地区传染病仍相当严重，慢性心肺疾病防治工作应从最基础工作做起，健康教育工作重点普及基础卫生、健康知识。

四、保障措施

（一）强化组织领导

要将心肺疾病防治纳入党委和政府重要议事日程，纳入健康新疆和深化医改的重要内容，纳入当地重要民生工程。明确政府、医疗卫生机构、家庭、个人等各方面的责任，加强组织实施，制定实施方案和工作台账，定期开展督导评估，确保见到实效。

（二）加大经费投入

发挥公共财政在心肺疾病防治工作中的基础作用，不断加大投入力度，保障各专项经费稳定投入，根据需求情况适时补充设立专项经费项目。积极争取中央补助地方经费、自治区财政经费、对口援建经费等，鼓励引导社会各界、企事业单位和个人积极参与。加强对经费的使用管理，提高资金使用效率。

（三）加强队伍建设

完善有利于人才培养使用的政策措施，做好心肺疾病防控人才队伍培养。要积极"引进来"，通过对口支援、组团式援疆、远程医疗协作网等方式，支援新疆地区队伍能力建设。同时也要"走出去"，定期组织相关医疗卫生骨干到国家级医疗卫生机构进修培训。开展有针对性的继续医学教育，着力培养心肺疾病防治复合型、实用型人才。

五、督导评估

新疆卫生计生委会同有关部门制定本规划实施分工方案，各相关部门要各负其责，及时掌握工作进展，定期交流信息，联合开展督查和效果评价，2020 年对规划实施情况进行中期评估，2025 年组织规划实施的终期评估。各地区要建立监督评价机制，组织开展规划实施进度和效果评价，将规划实施情况作为政府督查督办的重要事项，推动各项规划目标任务落实。

附录一：疾病定义及诊断标准

一、高血压

1. 近两周内服用降压类药物；和（或）
2. 连续三次血压测量平均收缩压 ≥ 140mmHg 和（或）舒张压 ≥ 90mmHg。

二、超重和肥胖

根据《中国成人超重和肥胖预防控制指南》推荐的标准：
体重指数（body mass index，BMI）：
超重：24 ≤ BMI < 28；
肥胖：BMI ≥ 28。
中心性肥胖（腰围）：
超重：男性 85cm，女性 80cm；
肥胖：男性 95cm，女性 90cm。

三、糖尿病

1. 区 / 县级以上医院诊断为糖尿病；且
2. 目前服用降糖类药物或使用胰岛素；
3. 和（或）空腹血糖 ≥ 7.0mmol/L 或 126mg/dl。

四、血脂异常

1. 区 / 县级以上医院诊断且目前服用调脂类药物（药物主要是指他汀类、贝特类）；和（或）
2. 空腹血化验符合以下指标：

项　目	合适范围	临界水平	升　高	降　低
血清 TC	<5.18mmol/L（200mg/dl）	5.18～6.19mmol/L（200～239mg/dl）	≥6.22mmol/L（240mg/dl）	
血清 LDL-C	<3.37mmol/L（130mg/dl）	3.37～4.12mmol/L（130～159mg/dl）	≥4.14mmol/L（160mg/dl）	
血清 TG	<1.70mmol/L（150mg/dl）	1.70～2.25mmol/L（150～199 mg/dl）	≥2.26mmol/L（200mg/dl）	
血清 HDL-C	1.04～1.52mmol/L（40～59mg/dl）		≥1.55mmol/L（60mg/dl）	<1.04mmol/L（40 mg/dl）

五、心房颤动

1．既往病史：有区/县级以上医院诊断的心房颤动病史，和（或）有诊断为心房颤动的心电图或动态心电图的记录。

2．心电图、动态心电图提示有心房颤动。

3．调查时心电图有以下改变：①P波消失；②出现心房颤动波（f波）；③R-R间期通常是不规则的。

4．无诊断依据但在服用相关药物，为"不肯定"。

六、慢性心力衰竭（收缩期）：

1．既往病史：有区/县级以上医院诊断的病史，和/或有支持诊断的资料。

2．症状：劳力性气短、乏力，夜间阵发性呼吸困难，下肢水肿。

3．超声心动图：

收缩性心力衰竭主要判定标准为左心腔增大（左室前后径：男性 ≥ 60mm，女性 ≥ 55mm）、左心室收缩末容量增加和左室射血分数 EF ≤ 40%。

七、心脏瓣膜病变

心脏瓣膜病（valvular heart disease）是指心瓣膜、瓣环及其瓣下结构由于风湿性或非风湿性炎症、变性、粘连，先天性发育异常，老年退行性变和钙化，以及冠状动脉硬化引起乳头肌、腱索缺血坏死、断裂等原因，使一个或多个瓣膜发生急性或慢性狭窄或（和）关闭不全，导致血流机械障碍和（或）反流，临床上最常见受累瓣膜为二尖瓣，其次为主动脉瓣。

1．既往病史：有瓣膜病手术史。

2．超声心动图：

（1）二尖瓣狭窄、反流、脱垂、置换或成形术后、三叶瓣，及其他形态、位置及数目异常。

（2）三尖瓣狭窄、反流、脱垂、置换或成形术后、下移畸形，及其他的形态、位置、数目及瓣环异常。

（3）主动脉瓣狭窄、反流、脱垂、置换或成形术后、二瓣化畸形，主动脉瓣上、瓣下狭窄，及其他的形态、位置、数目及瓣环异常。

3．超声心动图检查说明

检查应在患者安静状态下进行，左侧卧位，分别取标准的左室长轴切面、右室流出道切面、心尖四腔心切面、心尖五腔心切面、二尖瓣水平左心室短轴切面、大动脉短轴切面，以二维超声及彩色多普勒观察各瓣有无狭窄、脱垂及反流。于左室收缩末期，取左室长轴面在左房前后径最大处测量左房前后径，并将取样线置于左室中部二尖瓣腱索水平，取得 M 型超声心室波群图像，测量左室舒张末期内径，左室收缩末内径，并采用左室容积的立方公式法计算 LVEF。具体如下：

（1）二尖瓣病变

1）二尖瓣狭窄：取左室长轴切面、心尖四腔心及二尖瓣水平左心室短轴切面，二维超声观察二尖瓣舒张期瓣叶开放幅度受限，二尖瓣前叶舒张期呈圆顶样改变，瓣叶增厚、钙化、粘连。短轴切面可呈月牙形、小鱼嘴形，严重者呈线样裂口。二尖瓣水平左心室短轴切面勾画二尖瓣口面积；

M 型 UCG 示前后叶呈同向运动，前叶运动曲线 EF 斜率减小或呈"城墙"样改变。

心尖四腔心切面：彩色多普勒显示舒张期二尖瓣口高速射流束，连续多普勒测得高速湍流频谱。测量二尖瓣最大跨瓣压差及平均压差。

二尖瓣狭窄严重程度依据 MVA 和平均压差分为：

程　　度	MVA（cm^2）	平均压差（mmHg）
正常	4～6	
轻度狭窄	1.6～2.5	＜5
中度狭窄	1.1～1.5	6～12
重度狭窄	≤1.0	＞12

2）二尖瓣反流：取左室长轴切面、心尖四腔心切面，彩色多普勒观察，收缩期于左心房内可探及源于二尖瓣口的蓝五彩镶嵌色反流性血流束。

a）轻度：反流束面积与左房面积的比值 <20%。

b）中度：反流束面积与左房面积的比值为 21～40%。

c）重度：反流束面积与左房面积的比值 >40%。

3）二尖瓣脱垂：取左室长轴切面及心尖四腔心切面，二维超声观察，二尖瓣关闭时不能完全合拢，瓣叶向左房弯曲突出，可见"吊床样"改变。腱索断裂者可见"连枷样摆动"。

4）其他：除上述病变外的其他的二尖瓣形态、位置、数目及异常。

（2）三尖瓣病变

1）三尖瓣狭窄（TS）：取心尖四腔心二维超声观察，三尖瓣瓣叶增厚、钙化、粘连。活动受限，三尖瓣瓣叶舒张期可见穹隆征，三尖瓣瓣尖分离度减小，右房增大。TS 的诊断要点是舒张期穹隆征和流入血流流速增高。测定三尖瓣平均压差可判断 TS 严重程度。轻度 TS，平均压差 ≤ 2mmHg；中度 TS，2mmHg< 平均压差 <5mmHg；重度 TS，平均压差 ≥ 5mmHg。

2）三尖瓣反流：取心尖四腔心见三尖瓣结构异常、瓣叶脱垂、腱索断裂等，收缩期三尖瓣对合不良；彩色多普勒观察，收缩期于右心房内可探及源于三尖瓣口的蓝五彩镶嵌色反流性血流束。

a）轻度：反流束面积与右房面积的比值 <20%。

b）中度：反流束面积与右房面积的比值为 21% ~ 40%。

c）重度：反流束面积与右房面积的比值 >40%。

3）三尖瓣其他病变

a）下移畸形：取右室流入道、心尖四腔，二维超声观察，三尖瓣各瓣叶较正常位置下移。

b）脱垂：取心尖四腔心及右室流入道切面，二维超声观察，三尖瓣关闭时不能完全合拢，瓣叶向右房弯曲突出。

4）其他：除上述病变外的其他的三尖瓣形态、位置数目及瓣环异常。

（3）主动脉瓣病变

1）主动脉瓣狭窄：取左室长轴切面、大动脉短轴及心尖五腔心切面，二维超声观察，收缩期主动脉瓣开放受限，瓣叶增厚、钙化、粘连。心尖五腔心切面多普勒见主动脉瓣口流速增高；瓣上显示多彩镶嵌的血流束。

a）轻度狭窄：峰值血流速度 2 ~ 3m/s；

b）中度狭窄：峰值血流速度 3 ~ 4m/s；

c）重度狭窄：峰值血流速度大于 4m/s。

2）主动脉瓣反流：取左室长轴切面、大动脉短轴及心尖五腔心切面，彩色多普勒观察，舒张期左室流出道内可探及源于主动脉瓣口的红五彩镶嵌色反流性血流束。

a）轻度：反流束的宽度与左室流出道宽度的比值 <30%；

b）中度：反流束的宽度与左室流出道宽度的比值为 30% ~ 60%；

c）重度：反流束的宽度与左室流出道宽度的比值 >60%。

3）主动脉瓣的其他病变：

a）二瓣化畸形：取大动脉短轴切面，二维超声观察，可见主动脉瓣呈左右或上下两叶；

b）脱垂：取左室长轴切面及心尖五腔心切面，二维超声观察，主动脉瓣关闭时不能完全合拢，瓣叶脱入左室流出道。

八、心肌病

心肌病（DDM）是指伴有心功能障碍的心肌疾病，临床类型有扩张型心肌病、肥厚型心肌病、限制型心肌病、致心律失常型右室心肌病、未分类心肌病和特异性心肌病，其中以扩张型心肌病为最常见。

超声心动图检查：

扩张型心肌病：全心腔扩大，尤以左心室扩大为显著，左室舒张期末内径 >50mm（女性）或 55mm（男性），或 ≥ 2.7cm/m² ；室壁、室间隔变薄，<7～11mm；室壁、室间隔运动普遍性减弱；左室射血分数（LVEF）<45% 或左心室缩短速率（FS）<25%，左右心室流出道扩大。

肥厚型心肌病：超声心动图对本病诊断价值很大，表现为室间隔和左心室壁肥厚（>15mm），二者厚度之比多大于正常的 1.3～1.5:1。心室腔小。左室流出道狭窄，<20mm。梗阻型可见室间隔流出道部分向左室内突出，二尖瓣前叶在收缩期向前方运动（SAM），主动脉瓣在收缩期呈半闭锁状态。

限制型心肌病：二维超声心动图检查示双房增大、心腔狭小、心尖部闭塞、心内膜增厚和心室舒张功能严重受损。

九、先天性心脏病

指超声明确发现的先天性心脏或者胸腔内大血管结构异常。考虑到各种先天性心脏病的发病率以及基层医疗机构的技术水平，现场筛查的先天性心脏病包括房间隔缺损、室间隔缺损、肺动脉狭窄、动脉导管未闭、主动脉瓣狭窄、法洛四联症和其他复杂畸形（为除前面未提到的先天性心脏病）。有条件的地方可以详细列出诊断名称，并做出简单描述；复杂先天性心脏病患儿可进一步到上级医院（包括中国医学科学院阜外医院），明确诊断。

1. 心脏听诊发现有典型的器质性杂音。

2. 超声心动图

（1）常见畸形：房间隔缺损、室间隔缺损、肺动脉瓣狭窄、动脉导管未闭、主动脉瓣狭窄、法洛四联症。

（2）其他复杂畸形包括：大动脉转位、右室双出口、心内膜垫缺损、肺动脉闭锁、三尖瓣闭锁、肺静脉异位引流、共同动脉干、主动脉弓离断、单心室、左心发育不良。

（3）不伴心脏结构异常的心律失常、心肌病除外。

（4）后天性心脏病除外，如川崎病、感染性心内膜炎、风湿热及心脏炎、心肌炎、心包炎等。

3．超声心动图检查说明

（1）房间隔缺损：右心房右心室内径增大，三尖瓣活动幅度增大，远离心脏十字交叉处房间隔回声中断。彩色多普勒显示血液束在房间隔缺损处有左向右的分流，三尖瓣、右室流出道及肺动脉前向流速轻度增快。卵圆孔所在位置有缺损，但卵圆瓣能够覆盖卵圆孔的定义为卵圆孔未闭，否则为房间隔缺损。

（2）室间隔缺损：超声心动图检查可探及室间隔中断现象。多普勒技术可探及分流的方向。

（3）肺动脉瓣狭窄：超声心动图右心房内径增大，有心室壁增厚或伴内径增大，狭窄位于瓣膜者，显示肺动脉瓣增厚、增强、运动受限，肺动脉内径增宽。狭窄位于漏斗部，显示右室流出道变窄，肺动脉瓣运动及肺动脉内径正常。彩色多普勒在肺动脉瓣狭窄口的远端、右肺动脉、右室流出道及肺动脉瓣上可记录到收缩期湍流频谱，在肺动脉内可见到异常的过瓣口散射的五色相间的血流束。

（4）主动脉瓣狭窄：瓣膜回声增强，开放受限，异常瓣膜回声，呈单瓣、二瓣或四瓣畸形。①主动脉瓣下狭窄：在二尖瓣及室间隔之间左室流出道出现异常回声，或左心室流出道呈不对称增厚狭窄，尤以间隔明显；②主动脉瓣上狭窄：常只能发现接近主动脉瓣部位的升主动脉管腔狭窄或异常回声。

（5）主动脉缩窄：取胸骨上窝主动脉弓长轴或胸骨旁降主动脉长轴，导管后型主动脉缩窄可直接显示缩窄部位，降主动脉内径呈束腰状局限性缩小，缩窄区动脉管壁回声增强；导管前型尚可见缩窄前主动脉长短不等的阶段性发育不良，即这一段内径缩小。缩窄区后可见窄后扩张。在狭窄段，彩色多普勒血流显示血流束细窄，收缩期色泽明亮且呈五彩镶嵌状。

（6）动脉导管未闭：左室增大或正常，肺动脉长轴切面可显示降主动脉和肺动脉分支处存在管状无回声区，彩色多普勒可直观地显示高速湍流束起源于动脉导管，流向肺动脉，CW可探及收缩期和舒张期连续性血流频谱，血流流速于收缩期到达峰值。胸骨上凹主动脉弓切面也可显示导管大小。

（7）法洛四联症：超声心动图可见室间隔缺损、主动脉骑跨在室间隔之上、右室肥厚、肺动脉狭窄，二尖瓣前瓣与主动脉后壁保持纤维连续性。彩色多普勒示右心室至主动脉的分流，室间隔缺损处双向分流束，右室流出道可见狭窄处五彩镶嵌的血流射向肺动脉。

（8）完全性大动脉转位：超声心动图可见主动脉和肺动脉的位置关系以及存在的畸形，升主动脉与解剖右心室相连，位于右前方，肺动脉与解剖左心室相连，位于左后方。肺动脉瓣与二尖瓣有直接连续性。

（9）右室双出口（DORV）：指两条大血管均从或大部分从右室发出。血流动力学上必须存在室缺，左室血液经室缺射血进入右侧的主动脉和肺动脉。

（10）永存动脉干：指胎儿期动脉干残留未分出主动脉和肺动脉两支大血管，只有一条动脉干接受左、右心室射血，而室缺为不可缺少的病损。血液循环的特征为左室和右室射血进入动脉干，部分血从动脉干分出的肺动脉进入肺循环。

（11）单心室：指双侧心房连接单一心室，解剖上大部分患者还存在另一发育不全的心室。

（12）肺静脉异位引流：肺静脉无法和左房直接交通导致的先天异常，包括部分型肺静脉引流异常（PAPVC），即部分肺静脉不引流入左房；和完全型肺静脉引流异常（TAPVC），即所有肺静脉均不直接引流入左房。

（13）三尖瓣闭锁：为一种少见的发绀型先天性心脏病，由于三尖瓣未发育瓣膜组织成封闭型隔膜，导致右房血流不能直接经房室口与右室相通。三尖瓣闭锁患者必伴有其他心血管畸形，常见合并畸形有房间隔缺损、室间隔缺损、动脉导管未闭、单心室或大动脉转位等。

（14）内膜垫缺损（ECD）：也称房室共道，包括一组房室间隔缺损和房室瓣发育畸形的先天异常。根据有无合并 VSD，通常分为部分型和完全型 ECD。部分型 ECD 指原发孔型房缺和二尖瓣瓣裂（cleft mitral valve），多数存在二尖瓣反流。完全型 ECD 可见原发孔型房缺和二尖瓣瓣裂，同时还包含流入部室缺；可有两组房室瓣，或共同房室瓣分为前叶（二尖瓣成分）和后叶（三尖瓣成分）。

（15）永存左上腔静脉：于左心室长轴切面，房室后交界处显示一无回声区，为扩大的冠状静脉窦；在心尖四腔新切面，向下倾斜探头，可显示扩大的冠状静脉窦长轴及右心房的开口处；胸骨上切面显示主动脉弓左前侧向下走行的静脉管腔，高位胸骨旁短轴切面观察其汇入冠状静脉窦。

十、慢性肾脏病（chronic kidney disease，CKD）

eGFR<60ml/（min·1.73m^2）定义为肾功能下降。以简化 MDRD 公式的中国改良版计算

估计肾小球滤过率（eGFR）：

eGFR[ml/（min/1.73m^2）]=175× 血肌酐（mg/dl）$^{-1.234}$× 年龄（岁）$^{-0.179}$×[女性 ×0.79]

CKD 定义为 eGFR<60ml/（min•1.73m^2）和（或）尿白蛋白 / 肌酐比值≥ 30mg/g。

十一、外周动脉疾病

踝肱指数（ABI）≤ 0.9 者，有既往史，或者有间歇性跛行、肢体血管重建术病史。

十二、腹主动脉瘤

腹主动脉瘤被定义为腹主动脉最宽处外径较相邻正常段外径增大 1.5 倍以上；或最大径（外径）> 3.0cm。满足两者之一。影像学检查提示与上下段腹主动脉外形相比有瘤样扩张。

（1）有区 / 县级以上医院的诊断证明。

（2）症状：脐周或上腹部钝痛，腹部有搏动性肿块。

（3）超声检查：膈下至髂总动脉分叉前腹主动脉全段或局部外径≥ 3cm，或有瘤样扩张。

十三、冠心病事件

1. 心肌梗死：

（1）有区 / 县级以上医院的诊断证明。

（2）心电图有定位意义的病理性 Q 波，伴或不伴症状。

（3）影像学证据提示心肌变薄或瘢痕化，失去收缩力或无存活性。

2. 经皮冠状动脉腔内血管成形术（PTCA）或支架植入。

3. 冠状动脉旁路将植术（搭桥手术）。

十四、脑卒中

1. 具有提示为蛛网膜下腔出血，脑内出血或脑缺血性坏死的临床症状与体征：

（1）既往病史；区 / 县级以上医院诊断。

（2）症状：头痛、肢体活动障碍、言语不利、意识丧失。

（3）CT、MRI 检查。

2. 不包括一过性脑缺血（TIA）、脑肿瘤或脑转移肿瘤。

3. 因外伤造成的继发性脑卒中也应除外。

十五、高原性心脏病

1. 既往病史：有区/县级以上医院诊断的病史，和或有支持诊断的资料。
2. 低海拔到高海拔（3000米以上）或长期居住在高海拔地区。
3. 心电图有右心室肥厚图形电轴右偏，可伴不完全性或完全性右束支阻滞。
4. X线显示右心室流出道增宽，肺动脉圆锥突出；右下肺动脉干横径>17mm。
5. 超声心动图有肺动脉高压、右心室肥厚的表现。
6. 排除其他疾病。

十六、支气管哮喘

1. 定义：哮喘是由多种细胞包括气道的炎性细胞和结构细胞（如嗜酸性粒细胞、肥大细胞、T淋巴细胞、中性粒细胞、平滑肌细胞、气道上皮细胞等）和细胞组分参与的气道慢性炎症性疾病。这种慢性炎症导致气道高反应性，通常出现广泛多变的可逆性气流受限，并引起反复发作性的喘息、气急、胸闷或咳嗽等症状，常在夜间和（或）清晨发作、加剧，多数患者可自行缓解或经治疗后缓解。

2. 诊断标准

（1）反复发作喘息、气急、胸闷或咳嗽，多与接触变应原、冷空气、物理/化学性刺激以及病毒性上呼吸道感染、运动等有关。

（2）发作时在双肺可闻及散在或弥漫性以呼气相为主的哮鸣音，呼气相延长。

（3）上述症状和体征可经治疗缓解或自行缓解。

（4）除外其他疾病所引起的喘息、气急、胸闷和咳嗽。

（5）临床表现不典型者（如无明显喘息或体征），应至少具备以下1项试验阳性：①支气管激发试验或运动激发试验阳性；②支气管舒张试验阳性，第一秒用力呼气容积（FEV_1）增加≥12%，且FEV_1增加绝对值≥200ml；③呼气流量峰值（PEF）日内（或2周）变异率≥20%。

符合1~4条或4、5条者，可以诊断为哮喘。

十七、慢性阻塞性肺疾病（简称慢阻肺，COPD）

1. 定义：COPD是可预防和可治疗的常见病，特征是持续性气流受限，通常为进行性，与气道和肺内对有害颗粒或气体的慢性炎症反应增强相关。

2．诊断标准：对任何有呼吸困难、慢性咳嗽或咳痰或者有危险因素暴露者都应该考虑可能患有 COPD。肺功能测定是 COPD 诊断必需的。以支气管扩张剂吸入后的一秒率（即 FEV_1/FVC）<0.7 确定持续存在的气流受限。

十八、慢性肺源性心脏病

1．定义：是由肺组织、肺血管或胸廓的慢性病变引起肺组织结构和（或）功能异常，产生肺血管阻力增加，肺动脉压力增高，使右心室扩张和（或）肥厚，伴或不伴右心功能衰竭的心脏病，并排除先天性心脏病和左心病变引起者。

2．诊断标准：根据患者有慢性支气管炎、肺气肿、其他胸肺疾病或肺血管病变，并已引起肺动脉高压、右心室增大或右心功能不全，如 $P_2>A_2$、颈静脉怒张、肝大压痛、肝颈静脉反流征阳性、下肢水肿及体静脉压升高等，心电图、胸部 X 线片、超声心动图有右心增大肥厚的征象，可以作出诊断。